A pedazos

Hanif Kureishi

A pedazos

Traducción de Mauricio Bach

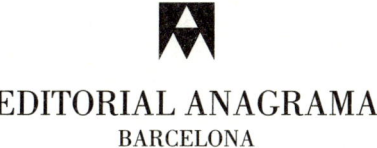

EDITORIAL ANAGRAMA
BARCELONA

Título de la edición original:
Shattered
Hamish Hamilton
Londres, 2024

Ilustración: © lookatcia

Primera edición: junio 2025

Diseño de la colección: Julio Vivas y Estudio A

© De la traducción, Mauricio Bach, 2025

© Hanif Kureishi, 2024

© EDITORIAL ANAGRAMA, S. A. U., 2025
  Pau Claris, 172
  08037 Barcelona

ISBN: 978-84-339-4689-8
Depósito legal: B. 4488-2025

Printed in Spain

Romanyà Valls, S. A.
Verdaguer, 1, 08786 Capellades (Barcelona)

Para Isabella

El origen de este libro son una serie de notas dictadas desde la cama de un hospital, primero en Italia y después en Londres, tras el accidente que sufrí el día de San Esteban de 2022. Mi pareja, Isabella, y mis hijos anotaron mis palabras durante ese periodo. Más tarde se revisaron, ampliaron y editaron con el mismo método, trabajando con mi hijo Carlo en mi casa del oeste de Londres, donde me encuentro ahora.

La caída

En Roma, el día de San Esteban, después de un agradable paseo hasta la piazza del Popolo y una visita a la Villa Borghese, ya de vuelta en el apartamento, sufrí una caída.

Sentado a la mesa del comedor de Isabella, con mi iPad delante, acababa de ver a Mo Salah marcar un gol contra el Aston Villa. Estaba tomando una cerveza cuando sentí un mareo.

Me incliné hacia delante hasta que la cabeza me quedó entre las piernas; recuperé la consciencia unos minutos después, rodeado de un charco de sangre, con el cuello torcido en una postura grotesca e Isabella arrodillada junto a mí.

De pronto vi lo que solo puede describirse como un objeto cóncavo, semicircular y con garras moviéndose hacia mí. Recurriendo a la escasa lucidez que me quedaba, descubrí que era una de mis manos, una cosa extraña sobre la que ya no tenía control.

Deduje que no existía ninguna clase de coordinación entre mi cerebro y el resto de mi cuerpo. Me había disociado de mí mismo.

Creí que me estaba muriendo, que me quedaban solo

unos segundos de vida. Era una manera penosa y miserable de marcharse de este mundo.

Hay quien dice que cuando estás a punto de morir te pasa ante los ojos tu vida entera, pero en mi caso no estaba pensando en el pasado sino en el futuro: en todo lo que me iba a perder, en todo lo que me quedaba por hacer.

Hospital Gemelli, Roma

Isabella y yo vivimos en Londres, pero pasábamos las Navidades en su apartamento de Roma, y fue allí donde me desplomé, sentado a la gran mesa redonda cubierta de libros y papeles en la que ella y yo trabajábamos juntos por las mañanas.

Oyó mi grito de desesperación desde el lavabo, entró y llamó a una ambulancia. Me salvó la vida y, arrodillada a mi lado, consiguió que yo mantuviera la calma. Le dije que quería despedirme de mis tres hijos por FaceTime, pero a Isabella no le pareció buena idea porque se asustarían y quedarían consternados.

Pasé varios días profundamente traumatizado, muy alterado e incapaz de reconocerme a mí mismo.

Ahora estoy en el hospital Gemelli de Roma. No puedo mover ni los brazos ni las piernas. No soy capaz de rascarme la nariz, llamar por teléfono o comer sin ayuda. Como podéis imaginaros, es al mismo tiempo humillante y degradante, y me convierte en una carga para los demás. Según el informe del hospital, debido a la caída sufrí una hiperextensión del cuello y una tetraplejía inmediata. Una tomografía evidenció una severa estenosis del canal espinal, con signos de lesión medular desde la vértebra cervical C3 a la C5. Simplificando, las vértebras de la parte superior de mi columna sufrieron una especie de latigazo cervical. Me han operado del cuello para aliviar la compresión en la parte de columna vertebral donde está la lesión, y desde entonces he notado una leve mejoría motora.

Tengo sensibilidad y algo de movilidad en todas las extremidades, no sufrí lo que llaman una «fractura total». Empezaré a acudir a fisioterapia y rehabilitación lo antes posible.

Por ahora no está claro si podré volver a caminar, o si seré capaz de sujetar un bolígrafo. Estoy registrando estas palabras a través de Isabella, que las va tecleando poco a poco en su iPad. Estoy decidido a seguir escribiendo, nunca ha sido tan importante para mí como ahora.

06/01/2023

No fui un niño feliz, pero tampoco particularmente infeliz. En cuanto aprendí a leer me sentí libre. Podía ir a bibliotecas a diario, a menudo acompañado de mi madre, y descubrí que los libros eran un modo de salir de mi entorno inmediato.

No tardé en aprender a montar en bici. A solas, podía explorar las calles y los campos de la agreste periferia donde crecí. Fue en un condado llamado Kent, que había sufrido terribles bombardeos no muchos años antes de que yo naciera.

En aquella época los progenitores tenían una actitud menos policial. Te daban un penique por la mañana y no esperaban volver a verte el pelo hasta el anochecer. Me pasaba el día de un lado a otro en bici, paraba donde me apetecía y hablaba con cualquiera que tuviese alguna historia que contarme. Sigo siendo así.

El tercer instrumento de mi liberación fue el descubrimiento del manual de mecanografía de mi padre. Había sido periodista y escribía literatura. Su vigoroso modo de teclear en mangas de camisa me parecía seductor y magnético.

Se compró una pequeña máquina de escribir portátil con estuche azul de la que se sentía muy orgulloso. La llevaba a todas partes porque era muy ligera, y un día anunció que se iba a Vietnam para ser corresponsal de guerra, como Hemingway o Norman Mailer.

Empecé a vendarme los ojos con la corbata del uniforme escolar y descubrí que era capaz de teclear las palabras correctamente sin mirar.

Fue un subidón. En esa época acababa de leer *Crimen y castigo*, una lectura de lo más alegre para un chaval, y para practicar me dediqué a copiar páginas enteras de la novela.

En el colegio había sido siempre un desastre, pero por fin había topado con algo que se me daba bien. Jamás tuve la tentación de escribir narraciones submarinas, relatos de aventuras o cuentos fantásticos con gigantes, enanos, elfos o sirenas.

No sabía gran cosa de esos temas, pero sí conocía bien a las personas de mi entorno. Y supongo que eso me convirtió en un autor realista. Un día, mirando por la ventana en el colegio, me llamé a mí mismo «escritor».

Sentí que me quedaba como un guante. Y deseaba que los demás se refirieran a mí como tal, aunque no había escrito todavía una sola línea.

Después de todo, en el colegio ya me habían llamado un montón de cosas, tipo «moreno», o «paki», o «caraculo», de modo que había dado con mi propio apelativo y estaba decidido a no soltarlo jamás. Sigue siendo lo que me considero.

Disculpa un momento, tienen que ponerme un enema.

La última vez que me introdujeron un dedo por detrás por motivos médicos fue hace bastantes años. Mientras el enfermero me giraba, me preguntó: «¿Cuánto tiempo le llevó escribir *Hijos de la medianoche*?». Le respondí: «Si la hubiera escrito yo, ¿no cree que habría optado por una clínica privada?».

07/01/2023

Antes de la caída, cuando me levantaba por la mañana, lo primero que hacía era prepararme un café y subir a mi estudio, que da a la calle. En el escritorio tengo docenas de estilográficas, lápices y rotuladores en varios tarros y tazas de café; también dispongo de un montón de frascos de tinta de diversos colores, de los más disparatados a los más sobrios.

Elegía una estilográfica y hacía un trazo en una hoja de papel de un buen gramaje, después otro, y escribía una palabra, una frase, otra, hasta que sentía que algo se despertaba dentro de mí. La escritura zigzagueaba en la página en tintas multicolor, como si se hubiera producido un estropicio en un aula infantil.

A medida que garabatea, empezaba a oír la voz de algunos personajes; si había suerte, se ponían a hablar unos con otros, o incluso a divertirse entre ellos. Eso me entusiasmaba y sentía que mi vida por fin tenía sentido.

Estoy seguro de que los pintores, arquitectos y jardineros adoran las herramientas con las que trabajan y las ven como extensiones de su cuerpo. Algún día espero poder utilizar de nuevo mis preciadas y amadas herramientas.

Disculpa, me están inyectando en la barriga una cosa llamada heparina que previene los coágulos.

Siempre he tenido la sensación de que escribir a mano, deslizar la muñeca por la hoja, la sensación de la piel sobre el papel, se parece más a dibujar que a teclear. Nunca he querido escribir directamente en una máquina, lo encuentro demasiado frío.

Al cabo de un rato, una palabra lleva a otra, seguida de otra más, y así van brotando más palabras y frases. Me siento en el escritorio con mi pijama a rayas de Paul Smith y una hora después es posible que haya surgido algo que merezca la pena.

Cuando lo leo, casi siempre hay algo que me llama la atención y que da pie a tirar del hilo. Supongo que este método de trabajo es lo que ahora llaman escritura automática o libre asociación. Empiezas de cero y al cabo de un rato acabas llegando a algún lado.

Sigo percibiendo mis manos como objetos extraños. Las tengo hinchadas, no las puedo abrir ni cerrar, y cuando las cubre la sábana, no sé dónde están exactamente. Podrían estar en otro edificio, tomando una copa con amigos.

Me han trasladado de la UCI a una habitación pequeña y deprimente. Tengo una imagen de la Virgen María en la pared de enfrente, y el paisaje desde la ventana, que no alcanzo a ver por mí mismo, consiste en un aparcamiento, una autovía y unos pinos romanos que parecen sombrillas. Le comento a Isabella que no han redecorado la habitación desde que se marchó Hemingway.

Ayer estaba decaído. Mientras intentaba dictarle este texto a Isabella me desesperé con la lentitud del proceso. Ella es italiana y el inglés es su segunda lengua, de modo que no siempre pilla lo que digo.

Carlo Kureishi, el segundo de mis gemelos, ha venido

a Italia y me está ayudando con el dictado. Tiene veinti-muchos y, como yo, estudió Filosofía en la universidad. Adora el cine y el deporte y se está abriendo camino como guionista. Me gusta lo rápido que teclea. En condiciones normales, esto lo escribiría yo mismo, claro. Y sin faltas de ortografía.

Isabella y yo hemos empezado a discutir. Se pasa el día entero conmigo en el hospital, y se la ve ya cansada y más delgada, como es de esperar en estas terribles circunstancias. Se ha vuelto hacia mí y me ha preguntado: «¿Tú habrías hecho lo mismo por mí?». No he sido capaz de responderle. No lo sé.

Nuestra relación ha tomado un nuevo rumbo, del todo inesperado, y vamos a tener que buscar una nueva manera de querernos. En estos momentos, la verdad es que no tengo ni la más remota idea de cómo afrontarlo.

Hace unos meses, Apple Music, en representación de los Beatles, me pidió que escribiera un prólogo para el libro *Get Back*, que se lanzaría coincidiendo con el estreno de la serie de Peter Jackson en Disney+. Estuve muchos días bloqueado. ¿Qué más se podía decir sobre los Beatles?

Y entonces se me ocurrió que esos cuatro chavales, con sus numerosos colaboradores, fueron capaces de hacer juntos lo que habrían sido incapaces de hacer cada uno por su cuenta. Eso supone al mismo tiempo un milagro y una terrible dependencia. En mi experiencia, los artistas son colaboradores natos.

Cuando no estás colaborando con alguien en concreto, lo haces con la historia heredada, y también con el tiempo, la política y la cultura en que estás inmerso. No existen las individualidades absolutas.

En este hospital romano más bien deprimente, a las afueras de Roma, escribo estas palabras para intentar comunicarme con alguien, y al mismo tiempo conectar con Isabella, construir una nueva relación a partir de la anterior. Como si no tuviera bastantes frentes abiertos.

Ojalá lo que me ha ocurrido no hubiera sucedido nunca, pero no hay familia en este planeta que pueda esquivar el desastre o la catástrofe. Sin embargo, de estos giros inesperados tienen que surgir también nuevas oportunidades para la creatividad.

Si tú, lector, estuvieras conmigo esta noche, nos serviríamos un buen combinado de vodka y zumo, beberíamos y nos abrazaríamos con un atisbo de esperanza.

08/01/2023

Hoy me he sentado en la cama.

Hoy me he sentado en la cama después de ocho días tumbado.

Han entrado en la habitación cuatro fisioterapeutas. Han empezado a moverme, resueltos a incorporarme. Me han girado y por un momento he quedado sentado en la cama, con los pies en el suelo y la mirada al frente. Debo decir que me he sentido orgulloso, maravillado y tremendamente mareado.

Cuando llegué a Londres para dedicarme al teatro, trabajé como director de escena en una estupenda producción de *La metamorfosis* de Kafka. Cada noche, cuando veía al actor tratando de desembarazarse de sus nuevas extremidades puntiagudas y negras, era como asistir a una danza macabra. Ni por asomo habría imaginado que años después, sentado al borde de una cama, experimentaría mi propia metamorfosis.

Me siento sin fuerzas y desequilibrado. Me desplomo. Antes elegía las camisas con sumo cuidado, optando por colores que juzgaba favorecedores. Caminaba con ligereza por la ciudad. Ahora no soy capaz ni de abrocharme los botones.

La palabra *vocación* viene del latín *vocatio*, «llamada, convocatoria». Aquí en el hospital, donde paso días y noches con enfermeros y médicos, la palabra ha cobrado relevancia para mí. Como muchos artistas, no considero mi trabajo un pasatiempo o un oficio, sino un modo de adentrarme en el mundo de los demás.

A veces, a las tres o las cuatro de la madrugada, cuando estoy insomne, un encantador joven entra en la habitación y se sienta a mi lado. Lleva gafas y mascarilla, y no sé si lo reconocería por la calle. Al parecer es pianista de altísimo nivel además de médico.

Me pregunta si debería lanzarse y convertirse en pianista profesional o seguir como médico. Es una pregunta para la que no tengo respuesta, pero, como si algo me sobra es tiempo, puedo ayudarlo a dar con ella.

Hay muchos intérpretes del repertorio clásico, pero yo, como artista, pienso que uno debería intentar crear algo nuevo cada día, cosas que nadie haya hecho antes.

Así que le digo que, por las mañanas, cuando practique, trate de crear un sonido nuevo, uno que salga de él.

El desafío tal vez resulte terrorífico, pero el miedo es el motor del arte. Es posible que te aterre presentar algo personal al mundo, pero no podemos saber cómo lo recibirán los demás.

Por la expresión de su rostro, deduje que estaba un poco nervioso, y me pregunté si había sido capaz de ofrecerle algo después de todo lo que él me había aportado como médico.

Crecí en una familia anglo-india y de niño oía muy a menudo a personas hablando en un idioma que no entendía: urdu o punjabi, mezclados con inglés cockney. No entender el italiano es frustrante, pero intento hacer preguntas sencillas y directas como «¿Cuándo descubriste que querías ser enfermero, o médico?» o «¿Cuándo supiste que te habías enamorado?».

En la ardua situación en la que me encuentro, considero que las preguntas más inocentes son las que llegan más hondo. Le pregunté a una enfermera cómo descubrió su vocación. Me explicó que, cuando tenía siete años, fue a su casa una enfermera que le salvó la vida a su madre, y que en ese momento tomó la decisión de trabajar en el ámbito de la medicina.

Yo decidí ser escritor cuando tenía catorce o quince años. Nunca pensé que pudiera ser bueno en nada más, y a veces me pregunto si tomar esa decisión tan pronto me impidió barajar otras muchas opciones.

Habría podido ser barbero, arquitecto o ministro de Hacienda. Pero soy escritor, y sigo una semana más sentado en esta habitación deprimente, como una boca parlante beckettiana: lo único que puedo hacer es hablar, aunque también puedo escuchar.

Puedo mover los dedos de los pies y subir y bajar los pies. Tengo más fuerza en el izquierdo que en el derecho, que responde peor a mis órdenes. Puedo estirar y doblar la pierna izquierda, pero apenas tengo movimiento en la derecha. Puedo mover el trasero e incluso menearlo. En cuanto a la respuesta al tacto en la piel, lo noto un poco adormecido de cintura para abajo, pero tengo sensibilidad en todo el cuerpo. No llevo collarín ni muestro esa mirada petrificada que tiene a veces la gente paralizada. Puedo mover el cuello y los hombros, y el brazo derecho, y sostener unos instantes la mano derecha en alto, aunque cuelga como un peso muerto porque la muñeca está muy débil. No puedo abrir y cerrar los dedos. Tengo las manos inertes, rígidas e hinchadas, como si fueran de otra persona. Puedo mover el brazo izquierdo, pero está un poco dislocado y me duele. No consigo estirarlo apenas. Los dedos de la mano izquierda están hiperextendidos y solo puedo moverlos un poco. Me es imposible agarrar nada con ellos. Hasta donde sé, no presento ninguna lesión cerebral y soy capaz de pensar con la agilidad habitual.

Dos de mis hijos, Kier y Sachin, han venido a Roma y me han visto en este estado por primera vez. Kier es profesor de piano y guitarra; delgado, de piel clara y ojos azules. Sachin es de piel más oscura y más atlético, guionista de un culebrón televisivo. Al verme se quedaron impresionados y derramaron alguna lágrima, pero intentaron mantener el tipo y el sentido del humor. Nadie sabe si voy a progresar ni cómo lo haré, de modo que resulta difícil predecir cuál va a ser nuestro futuro como familia.

No le recomiendo a nadie sufrir un accidente como el mío, pero debo decir que pasar el tiempo echado, por completo inerte y en silencio, en una habitación mortecina en las afueras de Roma, sin apenas distracciones, sin duda estimula la creatividad. Privado de periódicos, música y todo lo demás, uno empieza a activar la imaginación.

En los últimos tiempos, a mis sesenta y muchos años, había notado que aminoraba el ritmo como escritor, pero las ideas nunca han dejado de rondarme. Personajes, voces, situaciones: sigo tan rebosante de ellos como siempre, si no más. De manera que una pausa de unos días sin ninguna distracción podría ser una buena terapia de choque para un escritor bloqueado. De hecho, es probable que no existan los escritores bloqueados, sino solo escritores que se han tomado un descanso, o que están a la espera.

Mi amigo Salman Rushdie, uno de los hombres más valientes que conozco, que se ha enfrentado a la forma más violenta del islamofascismo, me escribe cada día, animándome a tener paciencia. Sabe bien de lo que habla. Me da fuerzas.

Desde que he empezado a escribir estos textos, han aparecido en la prensa internacional varios artículos sobre mí y mi trabajo. Me han reconfortado, dado que son mayormente elogiosos. Es un poco como ser testigo de la cobertura que podrías recibir al morir, ver tu trabajo y tu figura de escritor abordados y reexaminados. Resulta al mismo tiempo conmovedor y desconcertante.

Lo único bueno de estar paralizado es que no tienes que moverte para cagar y mear.

09/01/2023

Desde que me convertí en un vegetal, estoy ocupado como nunca en mi vida. Anoche, alrededor de las nueve, vi unos minutos de una película, que disfruté. Después perdí el hilo y todo quedó a oscuras.

Dormí un rato, me desperté a la una de la madrugada y pasé el resto de la noche en vela. Me vinieron a la cabeza un montón de ideas, pero como no puedo utilizar las manos para tomar notas, tuve que memorizarlas hasta el día siguiente, cuando se las pude dictar por teléfono a Carlo.

Así es como escribo estos días: lanzo la red sobre ideas más o menos azarosas y la recojo con la esperanza de que aparezca algún tipo de patrón.

Esta mañana han aparecido en mi habitación tres bellísimas fisioterapeutas italianas. Llevaban uniformes blancos impolutos con un ribete naranja. Me han colocado en un arnés de plástico azul, me han izado y me han depositado en una silla de ruedas. Al volverla, por primera vez he podido ver el otro lado de mi habitación. He visto el cielo italiano a través de la ventana, unos cuantos árboles, una nube y unos pájaros. He tenido la sensación de que las cosas empezaban a mejorar.

Mi corazón es como un pajarillo cantarín.

Las fisios se han marchado y ha entrado otro. Un hombre amable y apuesto que además trabaja para el club de fútbol de la Roma. Había estado examinando las piernas de Tammy Abraham antes de proceder con las mías.

Me ha masajeado los dedos y los pies; me ha extendido las manos y me las ha movido con suavidad. He empezado a sentir que tenía un cuerpo completo, no una mera suma de extremidades dispersas y zurcidas entre ellas, como si hubieran surgido de la imaginación de Mary Shelley.

Sin embargo, he perdido por completo la noción del tiempo. No sé en qué día estamos, ni siquiera en qué mes.

Me he convertido en un gran admirador de los hombres italianos. Me parecen muy apuestos. Tienen la piel muy suave y reluciente. El vello oscuro de sus cuerpos es inspirador. No son ni machos ni niños de mamá.

Dado que he perdido el contacto con mi propio cuerpo, oler y contemplar los cuerpos de otros de forma tan cercana se ha convertido para mí en un placer estético. También los de las mujeres, claro, con sus largas cabelleras negras y sus preciosos ojos.

He tenido varias conversaciones íntimas con jóvenes queer y no binarios del personal del hospital. Temen por el futuro de Italia, que sufre la desgracia de estar gobernada por una fascista.

Para poder vivir su vida, esta juventud se verá obligada a marcharse de su hermoso país en busca de un entorno más acogedor y empático. Será una gran pérdida.

Italia es una de las grandes civilizaciones gais europeas. El Vaticano es gay, al igual que la industria de la moda. Toda la estética del Renacimiento está basada en la sexualidad poliamorosa.

Hace unos años, Gran Bretaña pasó por el peligroso,

si no catastrófico, debate del Brexit, que dejó nuestro país desgarrado. A Italia le ha sucedido algo similar con Giorgia Meloni.

Todos los programas nazis y fascistas creen que la eliminación de unos cuantos descarriados permitirá crear un nuevo y próspero futuro. Es una convicción propia de imbéciles.

Estoy bien en este hospital. Todo el mundo me trata con respeto y amabilidad. Pero hay algo trágico, por no decir desconcertante, en la cerrazón cuando se trata de la raza. Día tras día me pregunto dónde están mis hermanos y hermanas de color.

¿Los tienen metidos en algún lugar especial para evitar que contaminen a los demás? Sería terrible que el país con la mejor comida y la mejor cultura del mundo, y con los ciudadanos más cultos, se convirtiera en una isla apartada del resto del planeta.

Isabella d'Amico pide intervenir en este punto. Dice que no conozco lo bastante a fondo el país y que no estoy por tanto en disposición de opinar sobre los males de la sociedad italiana, dado que ni siquiera me he molestado en aprender su idioma. Le respondo que es más fácil para cualquier italiano aprender inglés que para mí entender el italiano.

La literatura, en su máximo esplendor, es una forma bastarda. Desde lo más obsceno y difamatorio hasta lo más sublime y poético, todo cabe en un libro: lo retuerces y lo conviertes en algo inolvidable. Un insecto, un héroe, un fantasma o el monstruo de Frankenstein. De la mezcla surgirán impresionantes horrores y maravillas.

Cada día, cuando dicto estas reflexiones, abro lo que queda de mi cuerpo roto para dar forma a este caos en el que me he precipitado, para no morirme por dentro.

10/01/2023

Otra noche infernal. Una de las peores. Me dormí a las ocho, después de tomarme la medicación, y a la una ya estaba totalmente despierto. No solo eso, sino que se me quedó la cabeza atascada entre el lateral de la cama y la pared. No podía mover ni brazos ni piernas, y nadie me oía. Parecía el momento perfecto para la meditación.

¿En qué podía pensar?

Mi padre fue periodista y escritor. Varios de mis tíos fueron periodistas en la India, y dirigían revistas de cine o lo que se llamaba «filmie magazines».

En la adolescencia leí docenas de biografías de escritores. De Balzac a Proust, pasando por Zola, Dickens, Colette y Henry Miller, y las obras maestras autobiográficas de quien en aquel entonces era mi héroe, James Baldwin. Sus vidas, con todas sus juergas, folleteos, peleas y desenfreno, me parecían algo a lo que aspirar. Cuando empecé a escribir, siendo un adolescente desnortado y al borde de la delincuencia, creía que, más allá de mi habitación y de la periferia, tenía que haber personas, al menos una, capaces de verme, o entenderme.

Los primeros escritores que traté en la vida fueron Brian Patten y Roger McGough, conocidos como los poetas de Liverpool. Como presidente del sindicato de estudiantes de la Escuela Técnica Superior de Bromley organicé un bolo cuyos cabezas de cartel fueron los Pink Fairies. También participó Brian Patten, un escritor que publicaba en Penguin. Le entregué un sobre marrón con noventa libras. Leyó un poema y se largó cagando leches en el autobús.

Con veintiún años, tomé un tren en Bromley Sur hasta Victoria, fui caminando hasta Sloane Square, entré en el bar del piso superior del Royal Court Theatre y desde allí al auditorio. Sobre el escenario había un hombre alto señalando con gesto intenso a una actriz. Era Samuel Beckett, a mediados de los años setenta, dirigiendo a Billie Whitelaw en su obra *Pasos*.

Esa noche empecé a trabajar de acomodador en el Royal Court, y por primera vez en la vida pude ver de cerca a un montón de escritores de verdad. Estuve a menos de un metro de grandes figuras como David Storey, Edward Bond y la portentosa Caryl Churchill, que se paseaba por el edificio dando ánimos a los jóvenes.

Yo los consideraba autores alucinantes, porque eran capaces de conseguir que el idioma cantara y convertían a los actores en sus instrumentos. Por fin podía moverme entre gente que se tomaba la creación artística en serio y le dedicaba su vida.

Eran personajes excéntricos, chiflados y serios, apasionados por lo que hacían, y mantenían vehementes discusiones entre ellos.

Cada noche iba al bar que hay junto al Royal Court y me sentaba con mi periódico. Me quedaba mirando a Samuel Beckett, un tipo al que le gustaba beber. Me hice amigo de su brillante director de iluminación, Duncan Scott, lo cual me permitió acercarme a él. En contra de la creencia popular, no era un capullo integral. Si le abordaba una chica con un montón de libros, Sam la miraba con simpatía y se los firmaba con mucho gusto.

Entre los escritores jóvenes, el más encantador era siempre Christopher Hampton, al que, con solo veintiún años, le produjeron en el Royal Court una obra titulada *Total Eclipse*, sobre la relación entre Rimbaud y Paul Verlaine. Christopher tuvo la amabilidad de presentarme a su agente, Peggy Ramsay, que me invitó a su despacho en el West End.

Era intensa e intimidante, y la verdad es que me cagué de miedo. Se sentó en el sofá, estiró las piernas y dijo: «Cuando era más joven nunca le hacía ascos a un buen polvo a media tarde».

Le entregué una adaptación que había escrito de las *Memorias del subsuelo* de Dostoievski. Vi que, no sé cómo, había manchado el manuscrito de mermelada de fresa y algunas páginas se quedaban pegadas. Me lo devolvió con cierto desdén y dijo que le parecía demasiado corto.

Muchos años después, cuando ya estaba aquejada de demencia, se le incendió el despacho. Le contó al actor Simon Callow que se trataba de una venganza y que yo era el culpable.

El motivo por el que os cuento todo esto no es porque siga con la cabeza atascada entre la pared y la cama y tenga que pasar el rato de algún modo, sino porque quiero que sepáis que los escritores eran seres vivos de este mundo a los que se les pagaba para que hicieran uso de su imaginación.

El segundo acontecimiento destacado en la etapa de mis primeros tanteos como escritor tuvo lugar en 1981. Trabajaba en la librería del centro artístico de los Riverside Studios en Hammersmith. Una noche, el invitado de honor fue Italo Calvino, presentado por Salman Rushdie, a quien vi aquel día por primera vez en mi vida. Después del acto había una cena en Chelsea organizada por Gaia

Servadio (su preciosa hija, Allegra Mostyn-Owen, se casaría años más tarde con Boris Johnson).

Salman Rushdie me regaló un ejemplar de *Hijos de la medianoche* y yo regresé a mi minúsculo apartamento en el número 48 de Barons Court Road, me tumbé en el colchón que tenía en el suelo y me leí el libro del tirón. Después caminé junto al río hasta Hammersmith, subí al puente de Chiswick y regresé a casa. Me bebí una botella de vino y volví a leer el libro entero.

Rushdie me invitó a cenar en su casa con Angela Carter. Era una fuente inagotable de información y su conversación abarcaba muchos temas y abundaba en agudezas. Lo dominaba todo, de *Star Trek* a los grandes mitos.

Al encontrarme ante tal fenómeno, comprendí que debía empezar de nuevo de cero como persona y como autor. Debía convertirme en un escritor dotado de humor, capaz de integrar lo más salvaje y lo más interesante en la misma página. Fue entonces cuando empecé a tomarme a mí mismo en serio y a dedicar muchas más horas a la escritura.

Ha entrado el enfermero. Se las ha arreglado para desatascar y recolocar mi torcida cabeza y reacomodarme en la cama. «Visor», uno de los cuentos de Raymond Carver incluidos en *De qué hablamos cuando hablamos de amor*, tiene un arranque maravilloso: «Un hombre sin manos llamó a mi puerta para venderme una fotografía de mi casa. Si exceptuamos los ganchos cromados, era un hombre de aspecto corriente y tendría unos cincuenta años».

Esta noche lo he recordado, porque ahora soy el hombre sin manos.

11/01/2023

Por fin una noche pasable. Me dormí a las nueve y, salvo alguna pequeña interrupción, he estado traspuesto hasta las cinco. Por la tarde pedí más somníferos, pero me dijeron que se habían quedado sin. Tal vez he consumido yo solo todas las reservas del hospital. Pero, aun así, esta última noche ha sido más llevadera.

Tras nueve días sin salir de esta habitación creo que, por desgracia, estoy empezando a claudicar ante la realidad de mi estado.

A las seis y media, anunciados por el ruido de palanganas entrechocando y conversaciones en voz alta, aparecen los enfermeros y enfermeras para asearme y cambiarme la ropa. Te incorporan con ayuda de una sábana y te van dando la vuelta mientras te frotan el cuerpo. También te limpian los genitales y el culo, a menudo canturreando festivas canciones italianas.

Uno de los enfermeros es fan de Bruce Springsteen y le gusta cantar *Dancing in the Dark*. No me molesta, me gusta su compañía.

Lo siguiente es el desayuno, una taza de té turbio y frío en el que sumergen una galleta muy dulzona. Me la meten en la boca con una cucharilla.

Después llegan los fisios. Son cuatro. Su misión es ponerme en pie, lo cual requiere sujetarme con correas a un arnés azul, con los pies en el suelo, e ir poniéndome en vertical. Debo decir que la experiencia es horrible porque llevo mucho tiempo sin ponerme de pie.

El mundo parece estar en un ángulo equivocado, todo ocupa la ubicación incorrecta y los colores flotan en el aire, desprendidos de los objetos a los que pertenecen, como alucinaciones.

No podía respirar y pensé que vomitaría. Volvieron a echarme y dijeron que me llevaría algún tiempo acostumbrarme de nuevo a estar de pie.

Mi siguiente aventura consiste en que me coloquen en una camilla boca arriba y me conduzcan varios kilómetros por el hospital para someterme a pruebas diversas. Empiezo a deducir dónde estoy en cada momento por la posición de los paneles del techo.

Hace unas semanas cayó sobre mi vida una bomba cuya onda expansiva ha hecho pedazos también a quienes me rodean. Mi pareja, mis hijos y mis amigos. Todas mis relaciones se ven sometidas a renegociación. Es algo que vuelve a todo el mundo un poco loco, un cambio absoluto. Aparecen la culpa y la rabia, a la gente le molesta esa dependencia de los demás, no poder hacerlo todo por sí misma. Mi accidente ha sido una tragedia física, pero el desgaste emocional para cada uno de nosotros va a ser importante. Yo llevo con orgullo depender de personas que me quieren. Y de momento parecen muy dispuestas a ayudarme. He recibido montones de amables ofrecimientos de amigos y desconocidos que me sugieren artilugios caros y útiles que me podrían ayudar a seguir con mi escritura. No hace falta decir lo muy conmovido y agradecido que me siento.

Me gustaría añadir que disfruto escribiendo estas notas desde la cama. Al menos no he perdido lo que siempre ha sido lo más importante para mí: la capacidad de expresarme.

Desde que estoy aquí, apenas me he movido. Carlo ha empezado a practicarme algunos estiramientos, me alza los brazos por encima de la cabeza, hace fuerza y me flexiona las piernas hacia el pecho. La primera vez, desde el accidente, que he sentido que habitaba mi cuerpo.

Anoche las cosas se pusieron tensas en esta habitación; Isabella estaba cansada, si no exhausta, y nos dijimos cosas feas. El tema de cómo lavarme los dientes nos hizo estallar.

Como te podrás imaginar, Isabella no es dentista. Intentó limpiarme los dientes con un cepillo, hilo dental y un mondadientes, siguiendo las indicaciones que yo intentaba darle. Empecé a sentirme como un bebé indefenso y como un terrible tirano al mismo tiempo; estar en mi situación implica tener que convivir con la vulnerabilidad y la frustración.

12/01/2023

Anoche, antes de marcharse, Isabella me dejó puesta una película en el iPad. Estaba viéndola muy relajado cuando entró la limpiadora. La mujer movió algunas cosas de sitio y le dio un golpecito al pasar al iPad, que quedó tumbado, con la pantalla hacia arriba. Apagó la luz y cerró la puerta al salir.

Me quedé casi por completo a oscuras. Seguía oyendo la película e intenté deducir qué iba sucediendo por las siluetas que se proyectaban en el techo, como un espectáculo de sombras chinescas.

Al cabo de un rato me quedé dormido y empecé a soñar con mis manos, atadas con hilo de plata de tal modo que no podía moverlas.

Por algún motivo que no soy capaz de explicar, me acordé de cuando formé parte del jurado en el festival de cine de Cannes en 2009, con Isabelle Huppert como presidenta.

Los miembros del jurado, que incluían a Asia Argento y Robin Wright, nos metíamos en los pases matinales para evitar el show de la alfombra roja de las noches. Así, además, teníamos libertad para salir de la sala antes de tiempo si las películas resultaban un tostón, lo cual no era infrecuente.

Sin embargo, hubo una película que me llegó al alma. Fue *Anticristo* de Lars von Trier, algunas de cuyas imágenes me vinieron a la memoria la noche pasada. La escogida del jurado aquel año fue *Un profeta*, de Jacques Audiard, que sin duda habría merecido el galardón principal.

De pronto me desperté y rompí a llorar. Cuando lloras, tienes que secarte las lágrimas, que es algo que en mi situación soy incapaz de hacer. De modo que se me llenaron los ojos de gotas saladas y amargas, y me entró pánico porque pensé que también podía perder la vista, lo cual se sumaría a todo lo demás. Por suerte, de pronto entró una amable enfermera y me dio una buena dosis de lorazepam para calmarme, me acarició la mejilla y me dijo: «No estás tan mal, al menos no estás en coma».

Por la mañana, sin apenas apetito, me levantó el ánimo el grato olor de los desayunos que llegaba del pasillo. Por primera vez se me hizo la boca agua al ver el surtido de bollos calientes y quesos italianos acompañados con zumo de naranja recién exprimido.

Me tenía que llevar la comida a la boca la enfermera, que no hablaba inglés y no parecía enterada de lo que debía hacer. La comida estuvo tentándome desde la mesa durante una hora, hasta que reapareció la enfermera, que se encogió de hombros, recogió la bandeja y me preguntó: «¿No le ha gustado?» antes de marcharse con mi desayuno.

Más tarde pasó a verme uno de los fisios. Un chico de aspecto serio y ojos negros que me prometió que volvería a coger un bolígrafo con la mano derecha. Me resultó difícil de creer; en esos momentos mis dedos parecían salchichas cosidas al muñón de mi muñeca.

Mañana me marcho de aquí. Es mi último día en esta habitación minúscula, mi prisión temporal. Me van a trasladar a un hospital mucho más grande, de seis plantas, donde me aseguran que recibiré fisioterapia de primera. Siento que mi cuerpo se está convirtiendo en una nube de golosina, que me estoy licuando. Allí conoceré a otras personas cuyos cuerpos están rotos de diferentes maneras.

Lo que me ha sucedido es muy raro: vine a Roma con Isabella para pasar unos días en Navidades y ahora resulta que no voy a volver nunca a casa. Ya no tengo casa, no tengo un punto de referencia. Soy un extraño para mí mismo. Ya no sé quién soy. Está emergiendo una nueva persona.

Lo que más echo de menos de mi vida pasada es la lectura. Estar en mi estudio, de acá para allá, cogiendo un libro de esto o lo otro; una novela, una autobiografía, un ensayo histórico, alguna cosa de psicoanálisis. Me gusta leer de ese modo errático, me parece una manera de conversar conmigo mismo.

Para mí, leer y escribir van de la mano. Fue mi padre quien me animó a escribir cuando yo era muy joven; hablábamos sobre la estructura, los personajes, el significado y las ideas, que son aspectos que me siguen fascinando. ¿Qué funciona y qué no funciona en un texto? Estos días estoy viendo mucha televisión y casi todo me parece carente de originalidad y de riesgo. La era del neoliberalismo, en lo que respecta a la escritura creativa, ha convencido a la gente de que el talento para escribir es algo que se puede comprar. Hasta cierto punto es así, pero solo se puede comprar lo obvio, como las fórmulas. En la verdadera escritura se produce un contacto entre la parte más profunda de una persona y la de otra. Deberíamos dar por hecho que los lectores disponen de un oído comprensivo; que reciben nuestras palabras con amabilidad e interés, tal como nosotros los escucharíamos a ellos.

Es hora de someterme a mi segundo enema. Lo espero con impaciencia.

13/01/2023

Hospital Santa Lucia, Roma

Me despierto a las cuatro de la madrugada consciente de que hoy me van a trasladar. Me pregunto cómo será el nuevo sitio.

A las cinco aparece mi médico favorito. Es tímido e inteligente, e iniciamos nuestra charla diaria. Hablamos de mis piernas, de Giorgia Meloni, de cómo educar a un adolescente y de lo maravilloso que es que tus hijos se conviertan en tus amigos.

Me explica que antes las novelas rusas se traducían primero al francés y después al inglés. Me pide que le recomiende una buena traducción de *En busca del tiempo perdido* de Proust.

Le enseño una foto de mi psicoanalista y le recomiendo algunos libros suyos. El médico parte una galleta dulzona, la moja en el té turbio y me la acerca a la boca mientras me cuenta la historia de cuando se lo llevaron a Calabria para operar a un jefe mafioso. La experiencia le resultó chocante, porque a pesar de lo ricos que eran los mafiosos, llevaban unas vidas de lo más míseras. Yo pensaba, me dijo, que tendrían mejor gusto eligiendo alfombras. Seguimos conversando durante una hora sobre esto y lo otro. Es maravilloso encontrar a alguien así. Le pregunto qué es lo que más le preocupa. Me responde que el futuro de Italia.

Debo reconocer que quedarse parapléjico es una manera estupenda de conocer gente nueva.

Mi familia y los médicos han estado comentando cuál será mi siguiente destino. Estamos todos de acuerdo en que debería retrasar mi vuelta a Londres porque hay huelga de ambulancias y además mi estado es todavía demasiado delicado para afrontar un traslado de esa envergadura, y para colmo no tengo seguro de viaje. Mientras tanto, me van a transferir al hospital Santa Lucia, en las afueras de Roma, que es un centro avanzado especializado entre otras cosas en rehabilitación de lesiones de espina dorsal. También es positivo para Isabella poder seguir aquí, en su Roma natal, porque cuenta con el apoyo de sus amigos y familiares. Mi accidente le ha cambiado la vida de forma drástica; se pasa hasta el último minuto de las horas de visita a mi lado, y después, cada noche, va a cenar a casa de su madre. Dirige con una amiga una pequeña agencia de relaciones públicas para escritores y festivales que tiene medio abandonada para cuidar de mí.

Isabella y yo dejamos la habitación y nos llevan en ambulancia al nuevo hospital. Voy en camilla, pero a través de las ventanas atisbo el intenso azul del cielo.

El hospital de Santa Lucia ocupa un enorme edifico moderno construido en los años ochenta con tecnología punta y dispone de una amplia extensión de césped. El lugar podría ser escenario de una película de ciencia ficción inspirada en Ballard.

Mi nueva habitación es grande, cómoda y anodina. Frente a mi cama hay otra en la que duerme un hombre. Isabella me lleva la comida a la boca y me trago un trozo bastante grande de pescado. Unos segundos después me estoy ahogando. Isabella pide ayuda a gritos, entran a toda prisa cuatro enfermeros y me dan palmadas en la espalda hasta que expulso el trozo. El médico me dice que podría haber muerto. En el futuro me voy a andar con ojo con el pescado.

Entra un hombre con una cinta métrica y me informa de que va a tomar medidas para la silla de ruedas.

Me entra la depresión. Me siento desolado. No quiero seguir aquí, quiero volver a casa, preferiría morirme ahora mismo.

Estoy harto de toda esta mierda. Me invade la sensación de que ya no me quedan fuerzas para sobrellevar esto. No quiero vivir así. Es una mierda y estoy harto de pedirle a Isabella que haga tal cantidad de cosas por mí. En ese momento entra en la habitación una mujer de treinta y largos con el cabello teñido de azul resplandeciente y nos presentamos. La llamaré señorita S.

Le pregunto si podemos ser amigos. Le pido que no me abandone. Ella me asegura que no lo hará. Me dice: «Después de mi accidente, cuando me trajeron aquí, solo veía por un ojo».

14/01/2023

Noche en vela. Ni un segundo de descanso. No paro de pensar. Me despierto con fiebre alta y temo que tengo una infección. Hay sangre en la orina.

Un nuevo catéter y un dolor insoportable en los genitales. Anestesia en el pene. Una visita del laringólogo tras el incidente con el pescado y la maniobra de Heimlich. Sondas por la nariz y por la garganta y el culo dolorido.

Pasa a verme mi nuevo amigo, un colega paciente de mi edad, un tipo al que llamo el Maestro, actor y director. Entra con su silla de ruedas a la habitación, lleva una sudadera muy holgada y me trae un capuchino, que me da a beber con una pajita. Lo ha pasado mucho peor que yo, lo suyo es casi insoportable: diagnosticado de cáncer, lo han sometido a un montón de operaciones y además tiene una lesión medular.

Aparecen unos fisios que me someten a estiramientos, me pellizcan y me retuercen. Siento el cuerpo machacado y quebrado.

16/01/2023

Alguien debe haber oído mis lamentos, porque los médicos me han aumentado la dosis de somníferos. Duermo hasta las cuatro de la madrugada. Mi nuevo compañero de habitación se ha pasado toda la noche hablando en sueños, obviamente en italiano. Tampoco es que me haya molestado. Uno se acostumbra a todo.

He visto *Breaking Bad* entera un par de veces, y algunos episodios, más. Anthony Hopkins dijo que en su opinión la interpretación que hace Bryan Cranston de Walter White era la mejor que había visto en su vida, y Hopkins sabe de lo que habla.

Si os interesa mi opinión, la escritura y la inteligencia de la serie alcanzan una calidad inaudita en cualquier género. Ahora estoy viendo el *spin-off* de *Breaking Bad*: *Better Call Saul*.

La creación que hace Bob Odenkirk del desnortado genio Jimmy McGill es magistral. El retrato que compone Jonathan Banks de Mike Ehrmantraut, el melancólico investigador privado y «limpiador», es un despliegue de profundo aplomo. Estas series justifican volver a ellas una y otra vez.

Supongo que el propósito de una actuación es que no parezca una actuación. Pero cuando lo detectamos, como sucede en el caso de Jonathan Banks, lo disfrutamos como el trabajo de cualquier gran artista. Me quito el sombrero ante este tipo.

A media mañana aparecen en la habitación tres enfermeros empujando un artefacto para mover a personas, un elevador que parece una pequeña grúa. Me visten; es la primera vez que me pongo ropa de calle desde que tuve el accidente. Llevo hasta zapatos.

Los enfermeros me sujetan al artefacto, que me levanta de la cama. Durante unos instantes quedo suspendido en el aire como una mosca, con los brazos y las piernas colgando. A continuación, el elevador me deposita en una silla de ruedas.

Mi amigo el Maestro aparece rodando con mi capuchino. Discutimos apasionadamente con el médico el hecho de que los estadounidenses lo tomen a horas inapropiadas del día.

El médico nos dice que incluso ha llegado a sus oídos el caso de uno que pidió un capuchino por la noche. El Maestro no da crédito a que tal cosa haya podido llegar a suceder. Según él, sería como ponerle mermelada a la pasta.

A continuación, me empujan por los infinitos pasillos y corredores de este gigantesco y moderno hospital hasta el gimnasio. Es enorme, está muy bien iluminado y cuenta con un montón de aparatos de aspecto muy tecnológico. Aquí debo confesar que es la primera vez que piso un gimnasio en mi vida.

Empujan mi silla hasta la ventana y contemplo el cielo, los árboles y el jardín del hospital. No bromeo en absoluto si digo que una oleada de pasión me atraviesa el cuerpo como una descarga eléctrica.

Justo entonces decido que quiero convertirme en ciudadano italiano, con pasaporte italiano. Haré la petición mañana. ¿Cómo puede alguien no querer vivir en Italia? Lo hablaré después con Isabella, que es siempre una sabia consejera y me informará si acaso estoy empezando a delirar.

Trabajo una hora con el fisio en el gimnasio y noto que algunas partes de mi cuerpo empiezan a responder. De momento, está siendo el mejor día. Más tarde, cuando regreso a la habitación con la moral alta y entusiasmado, un médico me pregunta si querría participar en un estudio internacional que están llevando a cabo entre pacientes con lesiones medulares. Como siempre he fantaseado con formar parte de algún experimento médico, acepto encantado.

Me concederán dos horas extra de fisio diarias. La intención es comprobar si aportan una diferencia sustancial a mi recuperación.

17/01/2023

Una de las consecuencias de pasarse interminables horas echado en una cama de hospital es que empiezas a recordar como nunca antes, a menudo con muchísimo detalle. Las escenas del pasado se agolpan en aparente desorden. Si no tienes un futuro por delante, te vuelve a la cabeza el pasado.

Estaba tan feliz viendo *Better Call Saul* cuando el iPad se apagó. La pantalla se quedó en negro y apareció este mensaje: «¿Sigues ahí?». Vaya, era una pregunta interesante.

Intenté agarrar con los dientes una pajita húmeda y clicar en la respuesta afirmativa. El recurso de la pajita no funcionó. Entonces traté de presionar la pantalla con mi protuberante nariz india, pero lo único que conseguí fue empujar el iPad lejos de mi alcance.

La pregunta continuaba en la pantalla: ¿Seguía ahí? ¿Seguía en alguna parte?

Mi compañero de habitación suele dormir mucho, la mayor parte del tiempo sin hacer ruido alguno, lo cual es un gran alivio. Pero cuando le da por roncar en nuestra compartida oscuridad, sus resoplidos retumban como los de un león marino.

He comido en los mejores restaurantes. He cenado con científicos, con artistas y con Brian Eno. Pero esto de pasar todas las noches a dos metros de un hombre lesionado, oyendo su resuello y las continuas llamadas telefónicas nocturnas, es nuevo para mí. No tengo ningún problema con él, ni él lo tiene conmigo. Pero ahora mismo nuestras vidas están entrelazadas.

Cuando junto a mi querido amigo ya fallecido, el director Roger Michell, escribía guiones a cuatro manos –lo hicimos en seis películas–, ideamos un método para evaluar las escenas al que llamamos «el marcador de mérito de Queenie Leavis»,[1] que incluía tres niveles de calidad: el primero era Malicioso, el segundo Doble Malicioso y el tercero Triple Malicioso.

Cada escena recibía su valoración. En nuestra película *Venus* había una en la que intervenían Vanessa Redgrave y Peter O'Toole y que considerábamos Triple Maliciosa. En ella, el personaje de Peter O'Toole se disculpa por lo mal que se ha portado con su esposa antes de despedirse, ya que cree que está a punto de morir. Le adjudicamos un Triple Maliciosa porque sucedió algo hermoso entre los actores; elevaron el nivel del diálogo y crearon algo exquisito a partir de él.

A mí O'Toole me parecía un poco gilipollas pese a ser un actor excelente. Todo el mundo ponía el mayor empeño en no molestarlo o irritarlo. En una ocasión me soltó: «El único paki que me ha caído bien en toda mi vida fue Omar Sharif». Y yo le respondí: «Hay que tener manga ancha para considerar a Omar Sharif paki, pero al menos uno

---

1. Hace referencia a Queenie Dorothy Leavis, crítica literaria, ensayista y profesora en Cambridge, esposa del también crítico y profesor F. R. Leavis. *(N. del T.)*

de los dos era un caballero». En el rodaje, a O'Toole le pusieron el mote de «Florence de Arabia».

Me pregunto si voy a ser capaz de evocar alguna fantasía sexual. Ah, sí; en 2004 di una conferencia en Ámsterdam. Ya de madrugada, en un bar, una veinteañera holandesa me pidió que me acostara con ella y me llevó a mi hotel en su bicicleta holandesa.

Un año después, cuando regresé a Ámsterdam, la telefoneé. La invité a pasar a verme. Le pedí que, de camino, si le daba tiempo, hiciera algunas compras y trajese un par de porros, setas mágicas, lencería y chocolate por si nos entraba hambre. «Algo más?», me preguntó. Y yo le dije que se trajera a alguien. «De acuerdo. Nos vemos luego.»

Si esto fuera una película, la cámara filmaría un primer plano del rostro de Isabella mientras escribe lo que le dicto.

Unas horas después, llamaron a la puerta de mi habitación de hotel. Abrí en calzoncillos y una camisa holgada, y allí estaba ella, llamémosla Iris, con todo el material clandestino y acompañada.

Terminaré de contar la historia más tarde.

18/01/2023

Ayer, antes de comer, me levantaron de la cama y me colocaron en la silla de ruedas. Mis dos nuevos amigos, la señorita S. y el Maestro, me esperaban a la puerta de la habitación para una salida.

Habían conseguido la ayuda de alguien dotado de las necesarias dos piernas para empujar mi silla de ruedas hasta el bar del hospital, desde donde los tres gozaríamos de las vistas del jardín y podríamos contemplar además las ovejas en una colina a lo lejos.

En la cafería tomamos capuchino y pastel. Como suele ser habitual entre pacientes, hablamos de la medicación que tomábamos a diario, si resultaba o no útil y cómo conseguir que nos incrementaran la dosis de acuerdo con nuestras necesidades.

El Maestro contó que había tomado peyote en México, siguiendo todo el ritual. Había viajado a Nepal. Había sido piloto de carreras en Los Ángeles. Me encantaron sus historias.

Me gusta que Isabella sepa que soy capaz de hacer nuevas amistades. De hecho, cuando lo pienso, me pregunto cuánto tiempo hacía que no conseguía un nuevo amigo que me cayera bien y al que yo también cayera bien. En los últimos cinco años solo he visto a viejos amigos y a mi familia. Supongo que no se me pasaba por la cabeza que pudieran interesarme otras personas.

Esta mañana me he despertado pensando en mi antigua vida y en lo aburrida que era. Me pregunto si me gustaba la reiteración o si era simplemente pereza. El aburrimiento resulta seductor. Muchos escritores, desde Kafka hasta Beckett, lo convirtieron en su tema. He estado dándole vueltas a la idea de si Dickens escribía sobre personas aburridas. Pero sus personajes aburridos no son en absoluto aburridos; son idiotas, cretinos o intrigantemente grotescos. Para mí, el escritor especializado en el aburrimiento y en gente aburrida es Chéjov, que tuvo las pelotas de escribir un cuento titulado *Una historia aburrida*.

Los personajes aburridos pueblan todas sus piezas teatrales, y no nos ahorra ningún detalle. Esta persona, viene a decirnos, casi me tritura hasta morir con su interminable cháchara, y ahora, sobre el escenario, aunque hayáis pagado por ver la obra, pienso someteros al mismo trato.

¿Qué profesor de escritura, dando sus más sabios consejos, le recomendaría a un joven escritor que creara de forma deliberada algunos de los personajes más tediosos del planeta?

He comentado esto con mis dos nuevos amigos, y los dos están de acuerdo en que las personas aburridas son muy populares, sobre todo cuando ejercen de jefes.

Mi madre era la persona más aburrida que he conocido en mi vida. Como yo era un niño, no me quedó otro remedio que pasar largos segundos, minutos, horas y años con ella. No mostraba el más mínimo interés en agradar o entretener a nadie, mucho menos a mí.

No es que fuera malvada, cruel o carente de compasión. De hecho, podía ser amable y caritativa, y durante años dedicó un día de la semana a trabajar en la tienda de Oxfam en Bromley High Street. Sin embargo, su empeño vital era reducir la atmósfera a su alrededor a una absoluta inercia en la que nada pudiera sobrevivir o florecer. Hablaba a base de tópicos. De hecho, no decía más que tópicos; era como si los fuera leyendo de un teletipo surtido de infinitas banalidades.

Harold Pinter utilizaba muchos tópicos con un potente efecto dramático, pero para mi pobre madre eran su modo de comunicarse sin más. Debía sentirse como muerta. Deseaba estar muerta, y nos hacía saber de forma muy explícita que así era como se sentía.

Supongo que padecía lo que comúnmente se conoce como depresión. En sus momentos más animosos se consideraba a sí misma una persona sosegada.

Mi padre era un hombre muy leído, ingenioso y culto. Era quien traía el dinero a casa y además se encargaba de la mayor parte de las tareas domésticas. Pese a ser un padre musulmán, era un as con la aspiradora. Él hacía la limpieza.

En sus diarios, que releí hace poco, repite una y otra vez que quería a mi madre, pero que la encontraba frustrante y rígida. Aun así, jamás se le pasó por la cabeza ni dejarla ni buscarse a alguien con mejor carácter.

Me pregunto si otros padres y sus matrimonios resultan tan incomprensibles para sus hijos. Durante mi infancia, mi padre era mi héroe, y lo sigue siendo. Hace unos días, antes del accidente, empecé a pensar que me estaba convirtiendo en alguien muy parecido a mi madre.

Tenía una amiga de toda la vida y se las apañó para convertir aquella amistad en una tediosa disputa. No podía soportar sentir simpatía por otras personas.

Si te empezaba a caer bien la gente, si dejabas que las emociones se apoderasen de ti, podía suceder cualquier cosa. ¿Y adónde te podía llevar eso? Mi madre se pasó toda la vida asustada, aterrorizada.

He intentado perfilarla un montón de veces en mis obras, pero me sale siempre demasiado interesante, o le inyecto excesivo vigor. Lograr un retrato preciso de ella requeriría más minuciosidad por mi parte. Más precisión chejoviana.

Después del brutal golpe en la cabeza que sufrí, he entrado en una nueva realidad. Según ha dicho esta mañana la señorita S., la estancia en este hospital tiende a ser dolorosa y aburrida, pero a mí me está resultando interesante.

Hace treinta años, mi psicoanalista me pedía que le contara casi todo lo que me pasaba por la cabeza. Esa era la regla de las sesiones, pero se podría aplicar igualmente a la vida diaria. Él diría que no puedes saber cómo van a responder los otros, que también ellos te pueden sorprender. Mi madre no quería que la sorprendieran. Yo, ahora, es lo único que deseo.

19/01/2023

Ayer sucedió una catástrofe. Escribimos una de estas notas y se nos perdió en el etéreo universo de internet. Seguro que os ha pasado a todos alguna vez. Componer estas notas es duro, y hubo lágrimas y recriminaciones cuando acusé a Isabella de ponerse en el papel de Bette Davis. Ella me replicó que ni que yo, Marcel Proust, hubiera escrito *En busca del tiempo perdido* en un rollo de papel higiénico con el que un chapero se hubiera limpiado el culo.

Esta mañana han pasado por mi habitación la señorita S. y el Maestro para que me sumase a la excursión a la cafetería, pero el enfermero ha dicho que estaba ocupado y que no podía llevarme hasta allí en la silla de ruedas.

De modo que la señorita S. se ha colocado detrás de mí y el Maestro detrás de ella, y entre los dos, en formación de trenecito de sillas de ruedas, me han empujado todo el camino hasta la cafetería, donde hemos pedido una bebida italiana con sabor a naranja llamada Crodino y una pizza blanca.

Aunque en mi juventud prometí que jamás bebería nada de color naranja, debo confesar que me ha gustado el Crodino, que sabe un poco como el Lucozade. Como veis, me he convertido en una persona de principios flexibles.

La buena noticia es que dispongo de un nuevo colchón. Al parecer esto ha despertado ciertas envidias en el resto de pabellones, porque un colchón nuevo es difícil de conseguir. Por aquí la gente cree que me comporto como si fuera un vip porque dicto estas notas y hago excursiones a la cafetería.

Dejad que os diga que la sensación en el nuevo colchón es como estar echado entre los pechos de Jayne Mansfield y que no voy a renunciar a él por nada del mundo. Sin este colchón, acabo con un dolor tremendo en el trasero, me siente donde me siente. Y os aseguro que tener el trasero dolorido es un auténtico suplicio.[1]

Esta mañana un enfermero me ha lavado canturreando *Fernando*, la canción de ABBA. De pronto, se ha manchado los dedos con mi mierda y me ha dicho: «Sabía que esto iba a pasar, tengo buen olfato», y ha continuado cantando.

Cuando esta tarde he ido al gimnasio y he visto cómo los fisioterapeutas manipulaban y masajeaban los cuerpos quebrantados o malformados de todos esos pacientes, algo ha cambiado en mí.

Me ha venido a la cabeza la idea de que, si solo ves telediarios y programas de televisión, puedes acabar pensando que el mundo es un lugar cruel, habitado por criminales codiciosos y narcisistas. Pero cuando contemplas el trabajo colaborativo que se hace en este gimnasio, el mundo se convierte en un espacio de belleza, cooperación y respeto.

Muchos de los pacientes con los que hablo son muy conscientes de que la gente del mundo exterior siente cons-

---

1. En el original hace un juego de palabras intraducible: «A pain in the arse is a pain in the arse», porque en inglés el dolor en el trasero es también una frase hecha para referirse a alguien o a algo fastidioso, insoportable. *(N. del T.)*

ternación o directamente pavor ante las minusvalías. Es como si sufrir una minusvalía fuera contagioso, que lo es.

La mayoría de nosotros, en algún momento de nuestras vidas, sufriremos algún problema de salud catastrófico que nos hará sentirnos aislados y asustados. Queremos creer que vivimos en un mundo de personas sanas cuyos organismos funcionan a la perfección, y nos hemos autoconvencido de que existe un modelo estándar de ser humano funcional, pero resulta que es un engaño, una ideología perniciosa. Porque significa que no siempre somos capaces de ver como personas plenas a quienes sufren alguna minusvalía, tal como nos sucede en otras circunstancias con las personas de color o queer. Deberíamos dejar de lado de una vez por todas esa visión estandarizada del mundo y abrazar una idea más compleja, que incluya a más gente.

El psicoanalista húngaro Sándor Ferenczi escribió un ensayo sobre niños con altas capacidades que habían sufrido algún tipo de trauma. El trauma, según él, provoca un rápido crecimiento, porque el niño tiene que desarrollarse con premura para asimilarlo y organizar su vida acorde a ese nuevo horror.

Yo mismo lo experimenté; en mi adolescencia estaba tan traumatizado por el racismo y lo horrible que me resultaba el colegio que empecé a leer y escribir de forma prematura y compulsiva. Se podría decir que el trauma me salvó y me convirtió en escritor. Aquí me está sucediendo algo similar: estoy encontrando una manera de lidiar con el trauma que me ha provocado este accidente mediante esta escritura dictada.

21/01/2023

Después del incidente con el pescado, estoy más familiarizado con la maniobra de Heimlich que con el cunnilingus. Pero sufrir una severa parálisis no hace que te olvides del sexo. De hecho, es muy probable que pienses aún más en él.

Con el tiempo, podría ser capaz de hacer algún pequeño cunnilingus, confío en que así sea. Pero en estos momentos soy un hombre desesperado que intenta abrir una bolsa de anacardos con los dientes y la ayuda de una pared para apoyarla.

No puedo evitar sentir envidia hacia los seres sexuales que disponen de cuerpos en perfecto estado, y la envidia es una fuerza vigorizante. Recuerdo que, de niño, en el parque cerca de mi casa, en Bromley, sentía celos de esos otros niños que jugaban mejor al fútbol y a los que seleccionaban para hacer pruebas en clubes como el Crystal Palace o el Millwall.

Cuando tenía unos catorce años, la madre de mi mejor amigo le regaló, con cierta desesperación, una guitarra, y le dijo «ponte las pilas». Supongo que pensaba que, si el chaval no servía para nada más, al menos podría hacerse un hueco en alguno de esos horribles grupos en los que los inútiles se hacían ricos y famosos.

Yo aprendí a tocar la guitarra en aquella época. Practicaba mucho en casa y leía manuales. Cuando mi amigo y yo decidimos montar un grupo llamado los Orange Socks, me di cuenta enseguida de que él era mucho mejor guitarrista de lo que yo llegaría a ser jamás.

¿Qué hacer entonces? ¿Dejarlo correr o perseverar? Tomé la sabia decisión de dejarlo. Lo envidiaba un poco, pero la envidia no me llevó a ninguna parte.

Conforme fui abandonando la adolescencia, me enfrenté a otras muchas envidias. Envidiaba a los que sabían contar buenos chistes. Envidiaba a los chicos capaces de hablar con las mujeres sin cagarse encima. Y envidiaba a los que tenían facilidad para las matemáticas y la ciencia, que a mí me parecían tediosas y carentes de vida.

Sin embargo, para mi sorpresa, persistí en la búsqueda de alguna actividad en la que pudiera ser mejor que los demás. Y al final di con algo en lo que era más que simplemente apañado: la escritura. Y todavía puedo hacerlo, con fluidez, pese a mis actuales limitaciones. Es un talento que hay que ejercitar a diario, como un bailarín o un deportista, pero esencialmente es un don y por tanto inexplicable. Nadie es capaz de explicar por qué tal persona es un artista brillante mientras que otra, también inteligente, carece por completo de imaginación.

Tal vez penséis que a mi edad ya no sufro la enfermedad de la envidia. Pero esta mañana, estando en la cafetería con mis dos nuevos amigos, mientras intentaban enseñarme a jugar al backgammon, he vuelto a sentir que la envidia me corroía.

Envidio a los que pueden rascarse la cabeza. Envidio a los que pueden anudarse los cordones de los zapatos. Envidio a los que pueden sostener una taza de café. Viendo a un hombre que saludaba con la mano a su mujer, me costaba creer que ignorara lo complicado del gesto. Envidio a cualquiera que pueda utilizar las manos.

Ayer, en el gimnasio, el fisioterapeuta me subió la mano derecha, que parece una garra, hasta la mejilla. Fue espantoso, estaba inerte, fue como si me hubieran plantado en la cara la mano de un muerto. Esa mano estaba fría y sin vida. Pero la señorita S. dice que debería evitar la autocompasión. Que si continúo con los ejercicios, en poco tiempo estaré en Londres parando taxis con la mano alzada y haciendo la peineta a mis enemigos. En estos momentos, mi mano izquierda tiene más movimiento que la derecha, que sigue adormecida y parece atravesada de agujas y alfileres, con todas las conexiones bloqueadas.

Lo que me gustaría, lo que deseo, con lo que sueño, es poder sujetar con esa mano una pluma y trazar un garabato en una hoja; escribir mi nombre con tinta violeta. Esa es mi ambición.

22/01/2023

No todo son desventajas para un tetrapléjico. Mientras escribo estas líneas, me están haciendo la pedicura al tiempo que como caviar de una cucharita de plástico e Isabella me hace cosquillas bajo el mentón. Le acabo de pedir matrimonio. «Barkis está dispuesto.»[1]

Ella finge pensar la respuesta, y para mi sorpresa, y la de la mayoría de mis amigos, que no me consideran un buen partido sino un pésimo partido y me han aconsejado no declararme mientras siga en estas condiciones, acaba diciendo que sí y rompe a reír.

Isabella y yo nos conocimos en Roma a mediados de los años noventa, cuando Bompiani, mi editor italiano de toda la vida, publicó la traducción de mi novela *Intimidad*. Ella era la responsable de prensa y me acompañó a varias presentaciones y a una fiesta que dio el British Council de Roma. Fueron tiempos bucólicos y deliciosos. Yo tenía dinero y éxito, mis libros se vendían bien. Entre comidas y copas cada vez me sentía más a gusto con ella. Su padre,

1. Es la frase con la que Mr. Barkis, personaje del *David Copperfield* de Dickens, se declara a su novia. *(N. del T.)*

profesor, traductor, crítico teatral y forofo de la Roma, era encantador y se convirtió en un buen amigo. Fui conociendo la historia de la familia de Isabella; su abuela paterna, Suso Cecchi d'Amico, era una prolífica guionista, que había trabajado con De Sica en *Ladrón de bicicletas* y con Visconti en *Rocco y sus hermanos* y *El gatopardo*, entre otras muchas películas. En 2012 estábamos en Milán, conversando en mi habitación de hotel, y le pregunté si quería ser mi novia. Nos hicimos pareja y, tres años después, ella se mudó a Londres, donde empezamos a vivir juntos.

Como vástago de los años sesenta, nunca he tenido el matrimonio como una de mis aspiraciones. Pero ahora he cambiado de opinión. Si salgo de este embrollo, quiero formalizar el amor que sentimos el uno por el otro.

Entretanto, me están haciendo la primera pedicura de mi vida. El hombre que se está ocupando, a los pies de la cama, lleva una pequeña linterna frontal en la cabeza, como si fuera un minero.

Con su zumbante maquinita y sus gafas protectoras cubiertas de restos de piel parece un operario limpiando un contenedor de residuos nucleares.

Hoy en el gimnasio un tipo ha intentado venderme un caballo. Me ha enseñado una foto. Hay que decir que era precioso. Pero he tenido que explicarle al buen hombre que mi jardín en Londres no es lo bastante grande para él. Al igual que vosotros, también yo me he preguntado si este paciente se quedó paralítico después de caerse de ese caballo. Pero aquí hay ciertos códigos con respecto a las lesiones de los otros pacientes. Tienes que haber generado cierta complicidad con ellos para atreverte a preguntarles sobre sus accidentes.

Mi fisioterapeuta me levanta de la silla y me traslada a una camilla. Se pone a trabajar en mis brazos y piernas, me hace estiramientos para valorar mi capacidad de movimiento. Mientras tira, me cuenta que muchos de los pacientes más jóvenes han acabado aquí por accidentes de moto. El sistema público de transporte de Roma es ineficiente y la mejor alternativa para los chavales es usar la moto, lo cual tiene sus peligros debido al estado de las calzadas, que, como muchas cosas dependientes del Gobierno, están en malas condiciones y llenas de baches.

Sé que en este hospital están cuidando de mí, pero me siento como si viviera bajo un régimen autoritario. No es que las personas que trabajan aquí sean tiránicas. Lo que quiero decir es que mi cuerpo sufre constantes invasiones: entra alguien en la habitación y me clava una aguja en el brazo, otra enfermera me pincha en el estómago y, para terminar, me introducen un tubo por el culo. También me han puesto dos inyecciones de cortisona en el trasero, que puede que hayan contribuido a mi estado de euforia.

Después me llevan en la cama hasta una sala en la otra punta del hospital donde, por mi bien, un tipo me golpea en la cabeza veinte veces con una enorme pala de ping-pong magnética. Me siento como Jack Nicholson al final de *Alguien voló sobre el nido del cuco*, retorciéndose de desesperación y desamparo.

Me han dicho que nadar –la hidroterapia– podría serme muy beneficioso. Estoy en el gimnasio, tumbado sobre un plinto en bañador, mientras mi fisio, Fabio, me hace estiramientos, cuando se me acerca una enfermera. Corre una cortina de plástico a mi alrededor para darme intimidad, se pone unos guantes de látex y me mete el dedo por el culo para verificar, tal como lo expresa ella, si estoy lo bastante limpio como para meterme en la piscina. Después de examinar el dedo, obtengo el visto bueno y procede a introducirme un tapón anal en el recto para asegurarse de que no haya fugas. Este es el protocolo cada vez que hago hidroterapia. En las dos siguientes ocasiones, no me consideran lo bastante limpio y me exaspero. Unos días después, harto de tantas inspecciones anales, les comunico que no quiero hacer más hidroterapia y ahí se zanja el asunto.

Hoy me siento elegante. Llevo unos calcetines blancos de Snoopy nuevos, los pantalones deportivos negros de Uniqlo y, en la parte de arriba, una camiseta de manga larga a rayas estilo Picasso encima de la cual me han puesto una sudadera con capucha de Gap de color blanco crudo.

En la cabeza luzco un gorro de lana ocre. Cuando me veo en el espejo, siento el entusiasmo y la decepción propios de cualquier adolescente.

He estado pensando mucho en mi aspecto, que es peculiar, ya que de hombros para arriba, sin afeitar y con el pelo revuelto, parezco un tipo que acabe de escapar de una casa en llamas, su propia casa.

Por las noches, en casa, a mediados de los sesenta, miraba a mi padre preparándose la ropa para ir al trabajo al día siguiente. Le ayudaba a decidir qué camisa, corbata o traje ponerse. Era una época *guay*, y mi padre se sentía orgulloso de su estilo: dedicaba una eternidad a vestirse.

Yo, consciente de la época psicodélica en la que vivíamos, y gracias al dinero que me sacaba repartiendo periódicos, me compraba la ropa llamativa y barata que mejor mostrara mis filiaciones. En aquel entonces todos teníamos una pinta concreta, había montones de tribus urbanas en los suburbios del sur de Londres: mods, rockers, hippies, teddy boys y demás. Cada detalle de tu vestimenta era un marcador que te identificaba. Me ponía las camisetas *tie-dye* de mi abuelo, los chalecos indios de lentejuelas de mi padre y sus mocasines, y unos pantalones acampanados de terciopelo que compré en alguna tienda de Bromley High Street. Después de aquello, toda mi vida he sido muy consciente de mi aspecto; estuviera donde estuviera, hiciese lo que hiciese, quería ser alguien.

De modo que esta mañana, tumbado boca arriba en el gimnasio, he estado planificando mi próxima combinación de prendas, que Isabella puede comprarme en las calles de Roma.

Mientras me preparo para la vida de hombre casado, me pregunto de qué color voy a pintarme las uñas. Los que he sugerido, que incluyen los de mi equipo, el Manchester United, han provocado en Isabella una contenida hilaridad.

Aquí en el hospital me ven muchas mujeres: enfermeras, doctoras, pacientes y visitantes. Pero, como la mayoría de ellas lleva mascarilla, solo puedo estudiar sus ojos, cabello y cejas. Debo confesar que dispongo ya de conocimientos profundos y detallados sobre las cejas italianas. Obviamente, cada ceja es un mundo y una obra de arte en sí misma. Una de las enfermeras, Roberta, que antes había trabajado en el cine como peluquera y maquilladora, me ha dicho que las cejas son el rasgo más importante del rostro.

Y ha añadido: puede que el público no sea consciente, pero hay que prestar mucha atención a las cejas del villano de cualquier película, porque enfatizan su maldad.

Debo recalcar que los hombres italianos también cuidan mucho sus cejas, algo que jamás he visto entre los británicos. Nosotros somos más primitivos, salvo en las telenovelas, donde las cejas masculinas parecen sometidas a un particular escrutinio.

Las italianas se cuidan mucho. Todo en ellas es pulcritud y planificación, y las mujeres que no visten uniforme, las visitantes, exudan una estilosa seguridad en sí mismas con los vistosos y contrastados colores de sus ropas.

En cuanto a mí, quién soy y en quién me voy a convertir, quisiera regresar a finales de los años sesenta y principios de los setenta, cuando estaba haciéndome mayor. Diría que, en general, la gente, tenga la edad que tenga, sigue vistiendo la ropa de su juventud. Eso haré, con el volumen a todo trapo y las uñas de los pies superpintadas. Pero primero tengo que volver a casa.

30/01/2023

De joven, me encantaba mirar fotos de los escritores a los que admiraba: Henry James, Raymond Chandler, Jean Rhys, Dashiell Hammett, Anaïs Nin y Simone de Beauvoir. Pero mi héroe, en términos literarios y también de elegancia, era Graham Greene.

En realidad, no hay razón alguna por la que un escritor deba lucir buena percha. En este trabajo, nadie tiene por qué verte tecleando en pijama en tu pequeña habitación. Y cuando no estamos trabajando, lo mejor que podemos hacer es no llamar la atención, ya que somos observadores, no estrellas de cine.

Hablando de cine y de estrellas de cine...

Billy Wilder. Bogart. *La ciudad de la noche.* The Doors. Sunset Strip. Mi primer viaje a Los Ángeles en 1985 después de ser nominado, para mi sorpresa y la del director Stephen Frears, al Óscar al mejor guión por mi primera película, *Mi hermosa lavandería.*

Sally, mi novia de aquel entonces, y yo llevábamos una vida muy tranquila en un minúsculo apartamento de protección oficial con un solo dormitorio en Barons Court, West Kensington. Ella era una trabajadora social de izquierdas y feminista; yo era una suerte de trepa social oportunista que en aquel entonces trabajaba entre bambalinas en varios teatros, incluidos el Riverside Studios y el Royal Court. Y de pronto estábamos alojados en el Chateau Marmont de Hollywood, también conocido como el «Hotel California» desde la canción de los Eagles. Fueron momentos de quimérica consagración y vértigo.

A esas alturas, ya tengo escrito el guión de *Sammy y Rosie se lo montan*, la siguiente película que haré con Stephen Frears. Me he conseguido un agente en Los Ángeles y acudo a citas. Me ofrecen trabajo. Conozco a otros escritores británicos instalados en Hollywood como especialistas en reescritura de guiones. A algunos los contratan con la única misión de revisar los finales de las películas. Otros están especializados en los arranques. Me pregunto quién se encarga de escribir las partes centrales.

A pesar del buen tiempo, los escritores británicos están pálidos y parecen perplejos y nerviosos. Ganan una buena pasta y aspiran a encargos de más enjundia, pero me pregunto si recuerdan quiénes son y qué están haciendo en realidad. La verdad es que son meros empleados con una tarea que cumplir.

Me contacta Costa-Gavras, un reputado cineasta griego cuyas películas admiro. Me invita a comer en el Four Seasons y después damos un paseo por Venice Beach, donde contemplamos a los culturistas gais trabajándose el cuerpo.

Empiezo a darme cuenta de que me está tanteando como posible guionista de su próxima película, ambientada en la Sudáfrica del apartheid. No tengo claro que me apetezca escribir su próxima película, aunque por otra parte sería todo un privilegio. Este hombre trabaja con los mejores actores.

Lo cierto es que no sé qué hacer y me siento incómodo. No lo veo claro, no soy un mercenario y creo que quiero ser novelista. Quiero escribir lo que acabará siendo *El buda de los suburbios*, pero no sé por dónde empezar.

Años después, mi primogénito, Sachin, y yo escribimos juntos el guión de una película al poco de terminar él la universidad. Está inspirado en parte en sus experiencias como chófer de una estrella de rock. Estuvo a punto de rodarse y, para mi satisfacción, mi hijo decidió que quería seguir trabajando como guionista. Poco después le ofrecieron incorporarse al equipo de una famosa telenovela británica.

Ganar una cantidad razonable de dinero y aprender un montón era una oportunidad de oro para un joven escritor, porque le permitía crecer como profesional, trabajando bajo presión y sometido a férreos plazos de entrega. Empecé a ver la telenovela cada noche, y seguí haciéndolo incluso después de que él la abandonara.

Ahora, en Italia, la echo de menos. Me pregunto en qué andarán metidos los personajes. Obviamente, la telenovela es el formato literario más ridículo y artificioso que existe. Un día hay un terremoto y al otro un incendio, un asesinato, el estallido de una bomba o lo que se tercie.

Sin embargo, la fórmula tiene algo que funciona, que resulta adictivo. A pesar de sus absurdos, o acaso debido a ellos, hay algo reconocible en los padecimientos de sus personajes.

El motivo por el que he sacado ahora este tema es porque después de dejar Los Ángeles, cuando regresé a Londres sin Óscar pero con un montón de propuestas de trabajo, una de las cuales era una buena oferta para entrar como guionista en *Doctor Who*, las rechacé todas.

¿En qué clase de escritor buscaba convertirme y cómo iba a averiguarlo? ¿De verdad quería acabar siendo guionista? Después de todo, un guionista está en esencia subordinado al director, al productor e incluso a los actores.

Supongo que seguí mi instinto. Escribiría para mí mismo, con mi propia voz. Que Franz Kafka fuera un autor de talento no significaba que pudiera escribir el guión de una buena película del Pato Donald; ni Samuel Beckett tenía por qué ser capaz de escribir para Billy Wilder.

Creo que fue en Los Ángeles donde me di cuenta de que yo era un escritor británico, y que la raza y la herencia del colonialismo iban a ser mis temas. De modo que, después de trabajar en la película *Londres me mata*, sobre la vertiginosa gentrificación de Notting Hill, una zona que no tardaría en convertirse en el parque de recreo de los millonarios, decidí que tenía que escribir una novela utilizando mi propia vida como plantilla.

Después de todo, Graham Greene, que parecía igual de cómodo en África, en Cuba o en Clapham, escribió como mínimo dos guiones estupendos, un montón de novelas, artículos y relatos, con el listón siempre bien alto. Yo quería explorar otros formatos. En ese momento la novela me iba como anillo al dedo porque no precisaba colaboradores.

Me gustaba la singularidad de la voz. Pensad en *David Copperfield, El guardián entre el centeno, El lamento de Portnoy* o *La campana de cristal*.

En todas esas novelas el punto de vista es el motor que hace avanzar la historia; si te apetece pasar un rato con los personajes es que disfrutas de su compañía y los seguirás allá adonde te lleven, incluso si te parecen deplorables. Las novelas pueden ser tan largas, cortas o excéntricas como uno quiera. De modo que estaba decidido a dejar lo de los guiones para concentrarme en la novela. Había empezado como novelista y, después de un largo desvío, quería encontrar el camino de vuelta.

Con *Mi hermosa lavandería* viajé un montón, presentando la película por todo el mundo y dando entrevistas. Estuviera donde estuviera, compraba libros publicados en los años sesenta y hasta mediados de los setenta.

Eran libros sobre «grupos de encuentro»: taoísmo, zen, el Instituto Esalen en California, Fritz Perls, terapia Gestalt y otras formas de autotransformación medio hippies.

Zen en el arte del tiro con arco ejerció una influencia muy especial en mí. Todo esto me venía del interés de mi padre por el budismo y me serviría después de trasfondo para el personaje del padre en *El buda de los suburbios*. Al tiempo que me preparaba para escribir la novela, quería liberarme de todos mis miedos e inhibiciones adolescentes.

En aquel entonces me consideraba a mí mismo alguien con los nervios a flor de piel, envarado y reprimido. Era capaz de hablar sobre un escenario, pero me resultaba muy difícil intimar con otras personas. En las zonas periféricas donde crecí, el silencio, por no decir la timidez, era una virtud.

Yo quería utilizar una voz más libre, no muy lejana a la de Henry Miller, y escribir las palabras que se me atragantaban o se me atascaban en la cabeza. Me preguntaba si acaso esa parte reprimida de mí era la que acaparaba las ideas más interesantes.

Empecé a escribir *El buda de los suburbios* en tercera persona –*hizo eso, hizo aquello*–, pero no funcionaba y estuve un tiempo trabajando en ello. Cuando cambié a primera persona, el libro despegó, ganó viveza y verdad.

Saqué algunas ideas de gente real, cosas de aquí y de allá, pero la mayoría de personajes de la novela están construidos a partir de fuentes diversas, y al final todo se ficcionaliza. Hay episodios que les sucedieron a personas reales a las que conocía: la visita de Karim a casa de Helen, el padre que le suelta al perro y él saltando la valla, huyendo con el semen del bicho en los vaqueros; todo eso ocurrió tal como lo escribí y, desde luego, en aquel momento no tuvo ni pizca de gracia. Siempre aconsejo a mis alumnos que escriban con la mayor libertad posible, tomando lo que les apetezca de la vida real. Después, si quieren, ya cambiarán las circunstancias de los personajes para que no sean reconocibles; es muy fácil hacerlo. Cuando escribes un libro, tu principal misión es hacer disfrutar al lector: ese debería ser el objetivo de tu trabajo.

El buda de los suburbios tiene un tono de novela picaresca, no es una historia construida sobre una trama, sino que va saltando de una situación a otra conforme el personaje crece y madura.

Escribiéndola, tuve siempre muy presente que era la primera novela sobre una persona como yo. A partir de la guerra se habían publicado montones de novelas de iniciación, pero por raro que parezca, nadie en Gran Bretaña escribía entonces sobre inmigrantes asiáticos. A lo largo de las décadas anteriores, el país había ido cambiando con la llegada de personas como mi padre y otros inmigrantes procedentes del Caribe, Bangladés o la India. Llegaron, se instalaron y tuvieron hijos, algunos de los cuales fueron mestizos, como yo. Pero sus historias aún no las había contado nadie. Había emergido una nueva demografía, acompañada de descomunales cambios sociales; ciudades enteras veían transformarse su composición racial y religiosa. Figuras políticas como Enoch Powell abordaron esa situación, pero apenas había ficciones literarias disponibles sobre las vivencias de los inmigrantes y sus familias e hijos, sobre sus esperanzas y ambiciones, y sobre lo que suponía emigrar desde una antigua colonia a la madre patria. Y así fui viendo que esa era la base para contar historias fascinantes y conmovedoras sobre una revolución social. Escribí el libro lo más rápido que pude, por miedo a que hubiera algún otro autor trabajando en el suyo y se me adelantase. Yo ya había leído el extraordinario *Hijos de la medianoche* de Salman Rushdie, que produjo un gran revuelo en el mundo literario y ganó el premio Booker. Él, buen amigo mío, era un estímulo y un ejemplo a seguir. Pero en aquel entonces no estaba escribiendo sobre Gran Bretaña. De manera que cogí mi pluma favorita, la Montblanc, y empecé...

31/01/2023

No se está mal aquí. Los médicos, los enfermeros y el resto del personal son amables. Todos te miran a la cara y como mínimo sonríen. Saben que tienen que interactuar con todos los pacientes. No muestran ningún reparo en tocar los cuerpos más repulsivos, envejecidos o destrozados. Pero lo que me sigue desesperando es la idea de no poder caminar hasta la entrada de mi casa, abrir la puerta y retomar mi antigua vida, tumbarme en el sofá a ver un partido de la Premier League con una copa de vino. Me parece increíblemente cruel no poder hacer algo tan sencillo.

Sufrí el accidente el día de San Esteban. ¿Cuánto hace?... ¿como mes y medio? Es un hecho insoportable, una piedra tan pesada y voluminosa que no puedo ni tragármela ni escupirla. Es como si cuatro policías me hubieran agarrado en plena calle y me hubieran metido en un colegio extraño: un universo alternativo irracional y claustrofóbico. Tengo que encontrar la forma de sobrevivir, como hacíamos de niños. Tengo que hacer amigos. Tengo que entender cómo funciona el sistema.

Quiero ser un buen paciente y que me consideren un hombre amable y decente. Quiero preguntarle a cada miembro del personal cómo se llama, pedirle que me cuente su vida y por qué eligió este trabajo. En otros momentos, me siento demasiado fatigado para llevar a buen puerto todo eso.

Hace poco hablé por teléfono con David, mi viejo amigo del colegio de Bromley. Le solté el socorrido tópico: «¿Por qué yo?». Él me respondió: «¿Y por qué no tú? ¿Por qué no te iba a poder pasar a ti?».

Su hermano murió en un accidente de moto. El propio David casi la palma en otro, tenía dieciocho años y estuvo a unos centímetros de la muerte.

Muchos de nosotros tenemos la esperanza de que algún día se valoren nuestras excepcionales cualidades, pero Kafka nos indica que tal vez solo se nos reconozca por nuestra grisura, por el hecho de no ser apenas nada en el universo, si bien, con un poco de suerte, puede que seamos importantes los unos para los otros. Cuando la muerte nos mira a los ojos nos obliga a ser mucho menos retraídos que antes.

No es difícil relacionarse con desconocidos. Conocí a Neil Kinnock, antiguo líder del Partido Laborista, a finales de los años ochenta. Era un tipo encantador e inteligente, y me enseñó cómo preguntarle a todo el mundo de dónde era, dónde vivía y quiénes eran sus padres; cómo formarse una primera impresión de alguien en diez minutos. Muchas preguntas directas pueden crear un puente entre dos personas, la ilusión de conocer al otro. Es fácil. En ocasiones demasiado fácil, si nos lo planteamos como una forma de seducción. La gente es más proclive a contar cosas sobre sí misma de lo que puede parecer. Quieren que se los conozca y quieren reconocimiento. Esa es la base del psicoanálisis: preguntas que provocan un encadenamiento de asociaciones libres.

Mi padre solía decir que si querías escribir un artículo para un periódico tenías que utilizar el principio del *quién qué cuándo dónde y por qué*. Esas preguntas básicas son también el pilar de la ficción literaria. Tienes que interrogar a tus personajes, deben vivir en un mundo reconocible.

04/02/2023

He pasado mala noche. A las dos he tenido una pequeña trifulca con un enfermero. Le he pedido más pastillas para dormir y según él ya había tomado suficientes.

Dispongo de mi propio arsenal en el apartamento de Isabella, claro –antihistamínicos, temazepam, betabloqueantes, hierba–, pero no tengo acceso a él. Y si empezara a mezclarlo todo, entraría en combustión como queroseno.

El enfermero sugirió que me relajara con los ojos cerrados. Buen consejo. Lo intenté durante dos o tres horas, pero mi mente se aceleraba cada vez más. Desde el accidente parece que trabajo a toda máquina, escribo más de lo que he escrito en años, con más determinación e ímpetu.

Mi cabeza regresa con frecuencia a la infancia. Nací a mediados de los años cincuenta y crecí en una casa pequeña pero cómoda, con un espacioso jardín en el que jugaba al críquet con mi padre, que procedía de una buena familia de Bombay muy aficionada a ese deporte. Le debo mi nombre al gran bateador pakistaní Hanif Mohammad, que al parecer tenía un poder de concentración increíble: podía pasarse tres días seguidos bateando, y en una ocasión anotó 499 carreras en un partido de primera.

La mayoría de nuestros vecinos tenían trabajos normales, no eran profesionales reputados ni tenían carreras muy destacadas. Pero algunos eran profesores, funcionarios o abogados. El tipo que vivía justo enfrente de nosotros, en nuestra calle sin salida, trabajaba en una imprenta de Fleet Street. En la casa contigua lo hacía un mecánico al que llamaban «Motorbike Bill». Y más abajo, en la misma calle, otro tipo que vendía comida para pájaros. En nuestro vecindario había mucha gente que, como mi padre, se desplazaba a diario al centro para trabajar. A las seis y media de la mañana, cuando me levantaba para repartir periódicos, oía a mi padre abajo, aseándose. Se afeitaba dos veces seguidas y se ponía el traje. A continuación, se sentaba ante la máquina de escribir y se ponía a trabajar en la novela que estaba escribiendo sobre su privilegiada infancia en Bombay. Tenía once hermanos. Su padre había sido coronel y médico del ejército británico. Como familia, detestábamos el colonialismo, pero no a los británicos, muchos de los cuales eran amigos nuestros.

Luego papá terminaba de escribir, metía sus cosas en la cartera y se dirigía a la parada de autobús y de ahí a la estación de Bromley South, donde cambiaba al tren rápido a Victoria. Desde allí iba caminando hasta el Alto Comisionado Pakistaní en Lowndes Square, Knightsbridge. Como estábamos en los años sesenta y había montones de pakistanís emigrando a Reino Unido, algunos de los cuales trabajaban durante un breve periodo para la embajada, empezaron a llegar a mis oídos historias fascinantes sobre la transformación multirracial de Gran Bretaña. Historias de racismo y adversidades, pero también de matrimonios concertados, restaurantes indios, tiendas de barrio, operarios de fábricas, familias que empezaban a comprar propiedades y las nuevas comunidades que emergían alrededor de lo que entonces se conocía como el aeropuerto de Londres y hoy es Heathrow.

Los fines de semana visitábamos a amigos en los barrios de Herne Hill y Brixton. Oía anécdotas que sabía que acabaría utilizando en mis libros: historias de la vida real, de cambios sociales y conflictos que todavía no se habían contado. Sabía que cuando desarrollara mi destreza como escritor y un poco de sensibilidad como ser humano, ese sería mi material de trabajo. Era original. Para mí representaba una oportunidad.

Uno de los asuntos más importantes en la carrera de cualquier escritor es descubrir su universo. Para Graham Greene fue Clapham; para Jean Rhys o Henry Miller, París. Conozco a escritores jóvenes muy preparados que no han descubierto aún el tema que hará florecer su talento.

El trabajo de mi padre era aburrido y agotador, y al final lo acabó matando. Pero no tenía elección, había que alimentarnos a mi madre, a mi hermana y a mí. Su ilusión era que yo me convirtiera en jugador profesional de críquet, el primer pakistaní en la selección de Inglaterra. Me entrenaba durante horas en el jardín. Era un profesor excelente, pero, aunque a mí me gustaba ver los partidos, odiaba jugar. Tenía pánico a que me golpeara la pelota y me inquietaba que mi padre descubriese mi cobardía. Él admiraba a los bateadores menudos y aguerridos, como Rohan Kanhai y Javed Miandad, tipos que bateaban sin ninguna protección frente a los lanzadores más rápidos del mundo.

El *hook* era el golpe favorito de mi padre y me hacía practicarlo durante horas. Todavía hoy me asaltan imágenes de mi cabeza reventando por el impacto de una pelota de críquet lanzada a ciento sesenta kilómetros por hora. Hoy en día lo detesto y apenas soporto ver un partido.

05/02/2023

Caca y pis.

La señorita S. y el Maestro me hacen una visita y estoy encantado de verlos, pero la conversación gira casi por completo alrededor de la caca y el cagar.

Los dos están en proceso de aprender a cagar sin depender de nadie, lo cual supone saber pasar de la silla de ruedas al inodoro y quitarse el pañal. Es un gran paso para algunos de los pacientes de este hospital.

Sin embargo, ambos han tenido aparatosos accidentes en el lavabo. Han cagado en el suelo, lo cual no es nada inusual en esta fase. Pero el Maestro se siente estresado y humillado, y se echa a llorar.

La señorita S. le dice que no sea tonto, que es parte del aprendizaje; no hay avance sin fracasos. Pero el Maestro no lo lleva bien. Una infección lo deja en cama. No le vemos el pelo durante varios días y empezamos a preocuparnos. Y entonces es la señorita S. la que pilla una infección, lo cual tampoco es nada inusual cuando uno está hospitalizado.

En cuanto a mi culo, os fascinará saber que sigo sometido a dos enemas por semana, lo cual es doloroso y embarazoso. Cuando el enfermero viene a ponerme el enema, como no habla inglés me indica todo el proceso gesticulando y haciendo los ruidos de pedorrear y cagar, y entrechoca los puños para que yo pueda visualizar con claridad qué es lo que va a suceder.

Hace toda esta representación con cierto deleite y, como se parece al comediante y dramaturgo italiano Dario Fo, la escena resulta hilarante, incluso para él.

Al día siguiente, en una visita que nada tiene que ver con lo anterior, pasa a verme un médico que me presiona el estómago y a continuación, para asegurarse de que todo funciona como es debido, procede a introducirme un dedo por el ano. Ya he rebautizado mi ano como «la Ruta 66». La enfermera, que ya es amiga mía, suelta una risita y me dice: «Oye, lo mismo te empieza a gustar».

Y acto seguido me extrae la sonda. Se supone que es un progreso. Ahora cada cuatro horas un enfermero me introduce un tubito por el pene para succionar la orina. Por las noches es horrible, porque estás dormido y te despiertas de repente con la mano de un enfermero en los huevos.

Pero, como dice Isabella, ya está bien de tanta caca y tanto pis. ¿A quién va a interesarle esto? Aun así, esta es la realidad diaria para la mayoría de los pacientes. El hospital es para nosotros el universo entero. No doy crédito cuando Isabella se marcha para cenar con su familia o sus amigos. Realmente existe otro mundo en el que la gente bebe, ríe y se toquetea para darse placer.

Toda esta divagación de polla flácida me recuerda que tengo que terminar la historia de la orgía en Ámsterdam. Hubo un tiempo en que no estaba hospitalizado e incluso iba cachondo.

Estoy haciendo más fisioterapia para acelerar mi recuperación, lo cual supone tres horas diarias, que me dejan exhausto.

En mi infancia, a los niños rara vez se los elogiaba o animaba a hacer algo. Los valores de la educación de la época eran el castigo y la reprimenda; antes el palo que la zanahoria.

En mi primer día de colegio en secundaria, nuestro tutor golpeó con dos palos sobre la mesa y dijo: «Este es el Pequeño Willy y este es el Gran Willy. Uno de los dos os va a arrear si no os andáis con ojo con lo que decís». Me cagué en los pantalones, como supongo que les sucedió a otros muchos de mis compañeros. Fue el principio de El Terror.

Mi padre me animaba a ser escritor, pero ni él ni mi madre elogiaban lo que hacíamos. No recuerdo que ninguno de los chavales que conocía del colegio o del barrio recibiera grandes felicitaciones. De hecho, sabía que a muchos de ellos sus padres los trataban a golpes. Dar la enhorabuena por algo se consideraba «malcriar» a los niños. El exceso de devoción les impediría madurar y se derretirían como un helado a pleno sol. Esta idea no empezó a cuestionarse hasta la llegada de los contraculturales finales de los años sesenta, durante los cuales los valores educativos empezaron a mutar del castigo al apoyo amable de la mano de pedagogos como Donald Winnicott, Bruno Bettelheim, Anna Freud y Carl Rogers entre otros.

Por fin se trataba con cariño a los niños traumatizados por la guerra, a diferencia de los de generaciones anteriores, a los que se trataba como si fueran criaturas salvajes que había que zurrar para meterlas en cintura.

No soy de los que se suman a la indiscriminada fantasía neoliberal de hoy en día, que les dice a los niños que pueden «tenerlo todo» y «ser lo que quieran ser». Ese tipo de optimismo cruel y de empleo fatuo de la ilusión y la ideología son tan inútiles como el castigo y no llevan a los niños a ninguna parte.

Mis alumnos de escritura no son niños, y si reciben loas o críticas es irrelevante. Mi trabajo como profesor no consiste ni en animarlos ni en desalentarlos, sino en decirles cosas que les sirvan como escritores. Quiero ayudarlos a decir mañana algo que ayer no eran capaces de expresar.

Pero si lo que escriben me provoca una sonrisa, se lo haré saber. A fin de cuentas, el objetivo de la llamada «escritura creativa» es hacer disfrutar, y si los alumnos lo consiguen, tienen que saberlo, porque forman parte de la industria del espectáculo. La escritura no debe ser terapia para el escritor, sino disfrute para el lector.

Cuando escribimos o creamos algo, es importante tener en cuenta al público. Este puede constar de una persona, de varias o de una multitud. Esa gente ha de servirnos de guía, por eso, cuando revisemos nuestro trabajo debemos preguntarnos si es claro, si tiene sentido, si el público se va a aburrir, si siguen todavía ahí o si ya han abandonado aburridos.

Por ejemplo, cualquier escritor debe saber que una novela ha de tener un arranque potente, sin páginas de precalentamiento con las que ir introduciéndonos poco a poco en la historia. Tiene que arrancar de forma contundente. Además, la narración debe que mantener un cierto ritmo, para sostener el interés del lector. Cuando leo el texto de alguno de mis alumnos, lo que trato de encontrar es un punto de vista original; alguien que vea el mundo de un modo novedoso e interesante, un escritor que me despierte y me haga pensar, algo que no haya visto antes.

No soy de los que defienden el arte por el arte ni de los que creen que el arte debe ser puramente comercial; los mejores artistas, esos a los que admiro —Miles Davis, los Beatles, Hitchcock, etcétera— son capaces de combinar ideas profundas con un envoltorio comercial.

Volviendo al tema de los elogios y la crítica, es bien curioso que los escritores tiendan a dar más credibilidad a las maldades que se dicen en ocasiones sobre su obra, sobre todo por parte de los críticos profesionales, que a los piropos de los amigos. No hay ningún motivo por el que un comentario negativo deba tener más peso que uno elogioso. Pero ¿quién no ha dedicado una falsa alabanza a la obra de un amigo? Resulta difícil calibrar la honestidad de los que tenemos más cerca. Con buen criterio, lo que quieren es animarnos.

Sin embargo, cuando recibimos una respuesta a nuestra obra, tanto de críticos como de amigos, deberíamos ser capaces de medir su valía, y de saber si ese trabajo ha gustado o no a los lectores.

Si la respuesta es positiva, deberíamos tomarnos en serio los elogios y utilizarlos como combustible para el futuro, para seguir adelante. Por desgracia, nos dan miedo los elogios, porque pueden despertar la envidia de los demás, que tal vez nos odien o, peor, se sientan humillados.

El trabajo creativo nos libera. Hacemos una aportación al mundo; nuestro arte es para los demás, no solo para nosotros mismos; establecemos una conexión. Esa es la chispa de la vida, una suerte de amor. Deberíamos ser capaces de disfrutar de nuestros éxitos y sentirnos orgullosos de nosotros mismos.

Esta tarde me he puesto en pie por primera vez desde el accidente. Me han sujetado a una camilla y me han colocado en vertical. He sentido tal euforia y orgullo que casi me vitoreo a mí mismo. Tal vez por fin pueda permitirme un poco de optimismo e incluso una felicitación.

14/02/2023

Mi padre fue un papá entusiasta y cariñoso. A él y a sus hermanos y hermanas, miembros de una familia musulmana numerosa, les encantaba estar rodeados de niños; aunque, eso sí, en lo posible con un montón de sirvientes para cuidar de ellos. Yo crecí en una época, los primeros tiempos de la posguerra, en la que los hombres, o al menos los padres, eran jefes, patriarcas, cabezas de familia; las mujeres eran en su mayoría amas de casa, y los niños se suponía que debían ser eso, niños. Todo ese férreo organigrama, con la diferenciación por género y generación, empezó a desmoronarse en los años sesenta y setenta.

No ha habido un solo minuto en los últimos diez años en que no haya disfrutado de estar con mis tres hijos, Sachin, Carlo y Kier. Pero admito que al principio fue duro, incluso desagradable, y que en ocasiones se me ponían los pelos de punta. A menudo tenía la sensación de encontrarme en el lugar equivocado, en el momento equivocado, con las personas equivocadas, como si existiera algún otro mundo paralelo en el que debería estar. Apuesto a que no hay ningún padre en el mundo que no admita lo mismo. Las personas con más capacidad de sacarte de tus casillas no son las que detestas sin más, sino aquellas que generan en ti los conflictos más monumentales y enloquecedores. Freud llama a estas corrientes alternas «ambivalencia», que no significa sentimientos encontrados, sino odiar de forma incondicional y amar de forma incondicional, en ocasiones al mismo tiempo.

Mis dos primeros hijos, Sachin y Carlo, son gemelos y, un poco como mi accidente, fueron como una bomba que cayó sobre mí y mi novia de aquel tiempo, Tracey. Yo tenía entonces treinta y muchos años y siempre había querido ser padre. Sin embargo, nunca encontraba el momento; hubo un par de ocasiones en que estuvo casi a punto de suceder por algún despiste. En los años ochenta, el egoísmo era el ideal de carácter de la época y, desde luego, nos lo pasamos en grande.

Desde el día en que me enteré de que Tracey estaba embarazada de gemelos, la paternidad me pareció más catastrófica que maravillosa, tal como me decían los amigos que pasaba al principio, e incluso más adelante. Me sentía igual que ahora con el accidente: había sucedido algo irremediable y desastroso y no había vuelta atrás.

Fue como si Tracey y yo hubiéramos atravesado un espejo y entrado en un mundo de bancarrota instantánea, madrugadas de lloros, pañales y más pañales. Recuerdo sacar a los niños de sus cunas a las seis de la mañana de un domingo, vestirlos en el suelo de la sala de estar, ya repleta de desechos de bebés, meterlos lloriqueando a cada uno en su silla y empujar aquel inmanejable carrito doble por la empinada calle hasta Holland Park.

Diría que fue un verano lluvioso; aun así, me senté en la hierba húmeda mientras los niños bailoteaban en un charco de barro hasta quedar negros. A mi alrededor, echados sobre el césped, había juerguistas jóvenes y agota-

90

dos, que acababan de salir de alguna disco y estaban hechos polvo. Con ellos debería haber estado yo.

Mi primera novela, *El buda de los suburbios*, se había publicado hacía año y medio, y por entonces estaba reuniendo documentación y empezando a escribir la segunda, *El álbum negro*, cuyo tema era el nefasto efecto del naciente fundamentalismo islámico en una nueva generación de chavales de origen asiático, que se rebelaban contra lo que veían como las actitudes pasivas y amedrentadas de sus padres. Tuve que aceptar que mi obligación era convertirme en un escritor serio y ganarme la vida con la pluma hasta que esos cabroncetes hubieran recibido una educación y entraran en la edad adulta.

Me llevó algunos años empezar a disfrutar de su presencia, y por el camino me encontré en situaciones muy incómodas. Detestaba tener que acompañarlos a las diversas actividades preceptivas en la época, como el kárate, el fútbol y la natación, lo que implicaba perder un montón de horas con otros padres que me resultaban profundamente aburridos, en especial el de Simon, un ejecutivo financiero que parecía retrasado mental.

Iba siempre arrastrando los pies; quería estar en otra parte, pero ¿dónde? ¿Haciendo qué? Y si no me ocupaba de los niños, me sentía culpable. Pero tuve que asumirlo y sobrellevar la culpa. Llevaba un montón de años haciendo lo que me daba la gana cuando me daba la gana y supongo que me había convertido en una persona consentida y arrogante.

Lo cierto es que el universo infantil, que te convierte en uno más de esos padres ineptos, me hacía sentir frustrado y alienado. No tenía otro remedio que amoldarme a la realidad, como todo el mundo, y reaccioné con una lamentable pataleta.

Más adelante, repetí la experiencia con mi tercer hijo, Kier. Me había separado de Tracey cuando los gemelos tenían dos años. Pero esta vez estaba decidido a hacerlo bien con Kier, con cuya madre seguí viviendo hasta que él cumplió los quince.

Siempre me ha crecido la barba muy rápido. En el hospital me afeita Diego, un enfermero forofo del Lazio que apenas habla inglés, pero que me salvó la vida en el incidente con el pescado y por el que, por tanto, siento mucho aprecio. Nos comunicamos con ayuda de Google Translate y me cuenta que su mujer está leyendo *El buda de los suburbios*. Sin embargo, no siempre está disponible, de modo que ahora le he echado el lazo a Sachin, que ha venido a visitarme, para que me afeite con navaja. No hace falta decir que me intranquiliza que este chico a veces un poco patoso acerque una cuchilla a mi cuello. Pero me humedece la cara, aplica la espuma y me afeita sin cometer ni un solo error. Ha hecho un buen trabajo. Ahora nuestras posiciones están invertidas: él me cuida, igual que yo cuidé de él, pero refunfuñando menos. La jugada me ha salido bien.

27/02/2023

Estoy esperando la llamada de mi hipnotista. Me lo recomendó un amigo, y ya había acudido a él en otra ocasión, hace años, cuando sufrí un bloqueo de escritor. La verdad es que me funcionó, en la medida en que fui capaz de volver a mi vida de escritor, por suerte o por desgracia para los lectores. Esperemos que también ahora funcionen sus poderes mágicos de sanación.

Las dos primeras semanas después del accidente me las pasé muy medicado y todavía noqueado por el trauma, aunque estuve escribiendo o pensando en escribir casi a todas horas.

Tardé algún tiempo en asumir la gravedad de mi situación médica y el hecho de que me va a cambiar la vida de forma permanente. No hay vuelta atrás, aunque paso el rato pensando que ojalá fuera posible.

Casi de inmediato hice amigos, intenté encajar aquí y acostumbrarme a las rutinas de esta institución. Pero el Maestro, cuya compañía me resultaba tan estimulante e inspiradora, cogió una neumonía de la que no termina de recuperarse y lo han trasladado de este centro de rehabilitación a otro hospital.

Desde que estoy aquí no he podido beber alcohol, tomar drogas ilegales o fumar. Lo dejé de golpe desde el momento en que me ingresaron y me pregunto si no habrá tenido algún efecto sobre mi capacidad de conciliar el sueño. La señorita S. viene a mi habitación cada mañana y comparte conmigo su elegante vapeador negro. Me ha introducido en el vapeo, que yo no había probado nunca, y resulta un vicio menor del que disfruto. En este hospital permiten vapear, y los enfermeros me acercan el cilindro a los labios cuando pasan a verme. La señorita S. y yo fumamos, ella me va acercando el vapeador a los labios mientras charlamos sobre nuestras familias y amigos, conversaciones para pasar el rato que jamás habría tenido en mi vida anterior. Pero hace poco también pilló una neumonía y anda deprimida. Ahora apenas la veo.

Noto que me estoy empezando a desmoronar; es insoportable el tedio de pasar día y noche en la misma habitación, mientras la gente me habla en un idioma que no entiendo.

Los continuos procedimientos médicos a los que me someten, aunque sean por mi bien, han empezado a crearme una sensación de ansiedad, miedo y paranoia a la que no logro sobreponerme.

Mis mecanismos de defensa, el buen ánimo y mi talante bromista, no son suficientes para digerir todo esto: el olor a hospital, la desesperación, la incapacidad de aceptar mi situación, la permanente constatación de que soy un inválido. Me hundo en una desesperanza que jamás había sentido en mi vida. Estoy experimentando esa terrorífica sensación del relato de Edgar Allan Poe de ser sepultado en mi propio cuerpo.

Vivo en un estado continuo de pánico, angustia y lágrimas. Quiero escapar de mí mismo.

Isabella, que lleva prácticamente todo el día cuidando de mí, está agotada y agobiada. Esta quiebra también la ha destrozado a ella. Tenemos pequeñas trifulcas que nunca antes se habían dado, y estamos haciendo un esfuerzo para que no se acaben convirtiendo en cotidianas. El accidente me ha vuelto más agresivo e irritable. Siento una rabia inagotable, lo cual no es sorprendente. Mis gemelos y Tracey, su madre, que ahora es íntima amiga mía, también sufren las consecuencias de mi repertorio de ansiedades.

Mi salida de este lugar, que ojalá se produzca lo antes posible, plantea numerosos problemas logísticos. No puedo marcharme sin más. Está la cuestión de adónde debería ir y todos los protocolos burocráticos que deben seguirse cuando se traslada a alguien con una lesión grave desde un hospital.

A menudo me pregunto si soy una persona indecisa. Sentado a solas en mi silla de ruedas, dispongo de todo el tiempo del mundo para reflexionar sobre cómo he vivido mi vida. Soy consciente de que hay un montón de asuntos, momentos y situaciones en que no he dado algún paso posiblemente provechoso. En ocasiones he sido demasiado cauto e histéricamente indeciso, esperando del mundo menos de lo que me habría dado si hubiera mostrado más arrojo y tenido menos miedo de lo que pensaran los demás.

Como mínimo, del accidente he sacado la conclusión de que la indecisión no me va a ayudar. Tengo el convencimiento de que debo salir de aquí.

Sachin me ha acompañado estos dos últimos días y mi equilibrio mental parece haberse estabilizado. He pasado la mayor parte de mi vida en algún tipo de aislamiento, ya que leer y escribir, mis dos mayores ocupaciones, son actividades que requieren soledad. He disfrutado de mi propia compañía, con música y largos paseos. Pero no es eso lo que ahora mismo necesito.

De momento, mi hipnotista no ha dado señales de vida. Pues qué le vamos a hacer. Estoy decidido a expresar en mi escritura cómo me siento exactamente; esta oscuridad es mi verdad.

Mis esperanzas están puestas en salir de aquí y regresar a Londres, donde al menos estaré en un entorno más familiar y dispondré de amigos cerca que podrán visitarme. Lo que necesito son distracciones y compañía. La peor parte del día es el final de la tarde, cuando Isabella se pone el abrigo y se marcha. Cuando la veo salir por la puerta, soy consciente de que voy a tener que pasar otra noche más sin ella, solo.

05/03/2023

En mi adolescencia, tuve la suerte de descubrir casi al mismo tiempo la escritura y la literatura, la pornografía y las drogas. Lo que podríamos llamar mi jornada laboral empezaba a las cuatro y media de la tarde cuando llegaba a casa del instituto, me sentaba ante la máquina de escribir que mi padre me había regalado, ponía un disco o encendía la radio, y retomaba la novela que estaba escribiendo sobre alguien como yo, que se iba hundiendo en las miserias del instituto. Al menos tenía claro que la escritura iba a ser mi billete al vibrante mundo que existía a una hora, «en Londres».

La literatura que leía podría describirse como dura: clásicos rusos, británicos y franceses de la biblioteca de mi padre (si no me culturizaba por mi cuenta, nadie lo iba a hacer por mí). En cambio, las drogas y la pornografía que teníamos disponibles en aquel entonces eran blandas si las comparamos con los estándares actuales.

Los periódicos podían decir que el país estaba infestado de drogas, pero lo cierto es que era complicadísimo hacerse con unos gramos de hachís. Lo conseguíamos en fiestas universitarias o de algún amigo hippy en pubs como el Henekey's de Bromley High Street, o en el famoso Three

Tuns de Beckenham, en cuya sala trasera había música en vivo. Hay una célebre fotografía de David Bowie tocando allí, con lo que parece una permanente, subido a un pedestal con una guitarra acústica.

Intentábamos colocarnos con aquella mierda de pésima calidad –a la que solíamos referirnos como «mierda»– e íbamos a ver a los Faces o a Pink Floyd en el Crystal Palace Bowl.

No fue hasta que empecé a tomar speed, las pastillas azules llamadas así, «azules», cuando descubrí al mismo tiempo lo placenteras que pueden ser las drogas y el efecto dañino que pueden provocar en tu cabeza.

Tíos, cómo te deprimían esas azules cuando te bajaba el colocón.

La droga más fascinante en esa época, y la que yo más disfrutaba, era el LSD. Salía barato y tomábamos un montón, en fiestas, en conciertos e incluso en casa cuando nos entraba el muermo.

En cuanto al porno, a mediados de los sesenta era difícil ver una imagen de una mujer desnuda, a no ser en un cuadro impresionista. Las revistas que podíamos pillar, que pasaban de mano en mano, mostraban pechos femeninos, pero las vaginas estaban difuminadas y no tenían ningún detalle.

Mi primera experiencia satisfactoria con la pornografía fue con los libros. Mi padre tenía un montón de títulos de alto voltaje sexual: *El amante de lady Chatterley*, *Lolita*, e incluso el *Ulises*.

La novela más claramente pornográfica que cayó en mis manos en esa época la había escrito el que para mí era el autor más divertido, uno que sigue gustándome hoy en día, Henry Miller. *Trópico de cáncer* y su gran trilogía, *Sexus*, *Plexus* y *Nexus*, proporcionaban al mismo tiempo el estímulo de una potente escritura e interludios de pornografía con los que uno podía masturbarse plácidamente.

En el instituto a este tipo de libros se los llamaba «lecturas con una mano»; algunas páginas acababan pegajosas y amarillentas. En el mundo de hoy debe sonar muy rara la idea de que para hacerte una paja te pusieras a leer un libro. Pero para un chaval sin experiencia como yo, algunos de aquellos libros, en especial la pornografía victoriana, como *The Pearl*, fueron toda una revelación. Cuando leí por primera vez sobre el cunnilingus y la felación me quedé en shock y alucinado de que alguien quisiera aplastar voluntariamente los labios contra los genitales de otra persona.

La pornografía victoriana también incluía un despliegue de mazmorras, latigazos y otras variaciones de lo que hoy llamamos BDSM. Yo estaba pasmado, por no decir otra cosa, ante el giro que podría dar mi vida si fuera capaz de controlar los nervios y encontrar una mazmorra. Esas narraciones eran anuncios del futuro.

Leí *Historia de O* y también *Historia del ojo* de Georges Bataille y me impresionó que la literatura y la sexualidad más extrema pudieran ser tan potentes y efectivas. Tal como comentó hace poco Sachin, esas historias van mucho más allá de lo que puede asimilar la imaginación de un adolescente. Te sumergen en un universo de inmundicia y depravación que te perseguirá durante el resto de tu vida, recordándote lo cerca que deben estar la sexualidad y la repugnancia para que el sexo conserve su magnetismo. Pero si de verdad querías saber más sobre la sexualidad, como algo opuesto a las convenciones del cortejo y el matrimonio, no podías acudir a la literatura. La literatura estaba censurada y autocensurada; me hubiera encantado saber qué opinaba George Eliot sobre el sexo anal. ¿Por qué a Swann le gustaba tanto follarse a Odette; qué había en su voz o en su coño que lo llevó a tirar su vida por la borda? La gran literatura nunca es lo bastante explícita.

A mediados de los setenta, siendo un veinteañero, empecé a escribir pornografía para ganar dinero, tan solo unas pocas colaboraciones para el entonces creciente mercado de las revistas para adultos, que se vendían fundamentalmente en las tiendas de barrio regentadas por asiáticos. También escribí artículos serios sobre Aubrey Beardsley y el marqués de Sade para revistas porno con ínfulas intelectuales como *Mayfair*.

Escribir porno no es fácil. ¿Cómo describes un pene erecto o un orgasmo? Es muy fácil caer en tópicos; es difícil evitar palabras como *palpitante* o *enorme*. Cualquier tipo de escritura presenta sus desafíos, pero encontrar un lenguaje nuevo para describir el acto sexual es misión casi imposible, sobre todo pagándome como me pagaban la miseria de unas doce libras por encargo.

La mejor manera de escribir una escena sexual es describir lo que significa para quienes participan en ella. Pero en el porno de revista el lector no quiere una disquisición lacaniana sobre el deseo, sino tan solo una erección. Es un formato banal.

En la época en que escribía los textos porno, mi buen amigo el Cuero y yo decidimos hacernos gigolós. El plan era merodear cerca de Harrods de punta en blanco, con la esperanza de que nos invitaran a acompañarlas señoras ricas que nos pagarían por el placer sexual que les proporcionaríamos. Por suerte para nosotros, y todavía más para las señoras, no recibimos ninguna oferta, salvo de un par de reinonas que nos quitamos de encima.

En este periodo punk, había artistas de performance como Cosey Fanni Tutti que se exhibían en revistas porno como forma de expresión artística. Su intención era ofender, pero al mismo tiempo tenían el efecto de incorporar una oscura parafernalia pornográfica a la cultura dominante. Al final de King's Road, en una estrafalaria tienda, Vivienne Westwood y Malcolm McLaren vendían prendas íntimas porno de goma y cuero que sus clientes acababan luciendo en pubs, discos y en plena calle.

El sexo puede hacernos perder la cabeza. A diario se ven casos de estrellas pop, políticos o empresarios que se dejan arrastrar a un acto carnal que les arruina la vida.

¿Quién no se ha lanzado en alguna ocasión a un comportamiento obscenamente arriesgado para materializar una fantasía o conseguir un orgasmo? A finales del siglo XIX, Freud teorizó que la fantasía y la sexualidad extrema están en el centro de nuestra cultura. Para algunos de nosotros, la fantasía y la masturbación son lo más excitante, por no decir lo más satisfactorio, de nuestras vidas. La pornografía y la tecnología avanzan de la mano. A lo largo de mi vida, la pornografía visual ha evolucionado desde las fotografías burdas y mal iluminadas y las pioneras películas porno, hasta los cascos de realidad virtual, las muñecas sexuales antropomorfas y los *deepfakes* de la IA.

Todo esto genera un dilema ético, ya que el sexo real implica como mínimo un poco de conversación y negociación con la otra persona implicada; y existe siempre el riesgo de ser rechazado, de fracasar o acabar humillado. En cambio, es difícil pifiarla haciéndote una paja. De hecho, existe la preocupación de que el porno y la masturbación acaben reemplazando por completo al sexo real, o que se demuestren más satisfactorios.

A medida que se liberalizaban los comportamientos sociales, mis drogas favoritas se fueron sofisticando. He disfrutado de estupendas noches de cocaína con mis hijos, incluso tengo amigos que toman MDMA con sus hijos, aunque yo no lo haría por miedo a ponerme demasiado en evidencia. Mis hijos, sin embargo, sí me introdujeron en el consumo de setas mágicas.

El sexo y las drogas van de la mano, como el vino y una buena comida. La idea es que la gente no debería estar traumatizada por el sexo o las drogas, sino que habría que enseñarles a disfrutar de ambas cosas, como placeres esenciales.

Pero la época liberal se ha terminado. Hemos entrado en un nuevo periodo de censura y autocensura. Tanto liberales como conservadores se han puesto muy insistentes con ciertas cosas que no deben decirse ni escucharse. Se ha desatado un auténtico terror a ofender o ser ofendido.

Los nuevos placeres que facilita la tecnología han creado en la población un temor a la sobreestimulación y la pérdida de control. Y en ocasiones el sexo acaba degradado en el intento de convertirlo en algo carente de valor, mecánico y funcional, en lugar de en algo fundamental para la experiencia humana.

Por desgracia, la batalla por las libertades conquistadas en la década de los sesenta tiene que volver a librarse una y otra vez. A veces tengo la sensación de que hemos retrocedido.

13/03/2023

La elegante lady G. viene a verme a mi cama casi todas las mañanas con un capuchino y jugosos chismorreos. Es amiga de Isabella y una eminente investigadora médica de este hospital, en cuyo laboratorio trabaja, así que le permiten visitarme fuera del horario oficial. Habla un perfecto inglés, es afable y sofisticada, europea en el mejor sentido del término, y alguien a quien de no ser por mi situación actual jamás habría conocido.

Me cuenta una historia encantadora sobre una amiga que se quedó paralítica y solo podía comunicarse parpadeando. Una mañana, la mujer parecía inquieta y a lady G. le preocupó que pudiera estar sufriendo un ataque al corazón. Con la ayuda de un abecedario educativo, la paciente fue capaz de explicar que le picaba la nariz y necesitaba que alguien se la rascase.

La historia me conmovió especialmente, porque yo no puedo mover las manos ni tampoco rascarme. De hecho, mientras escribo estas líneas, estoy notando un picor particularmente molesto debajo de la oreja izquierda que se me extiende por la cabeza cuanto más pienso en él.

Conseguir que te rasquen no es tan sencillo como parece. Tienes que pedírselo a alguien, y si accede, debe localizar el punto exacto y ejercer la presión justa, ni mucha ni poca. Y solo puedes pedírselo un número limitado de veces, hasta que empiezas a sospechar que ya se está hartando. Además, algunos picores se localizan en zonas de acceso complicado: el interior de la oreja o las pelotas.

Si observas con atención a la gente en la televisión o en un café, ves la cantidad de veces que se tocan la cara. No paran de frotarse los ojos, tocarse la nariz o rascarse la mejilla. Solo ahora, en mi situación, caigo en la cuenta del lujo que es y el placer que supone poder rascarte por tus propios medios.

Resulta sensual, reconfortante, sexy; puede incluso ser una auténtica gozada. La superficie del cuerpo está viva. Hace poco, después de dejarme una barba de tres días se me irritó mucho la piel y necesitaba con urgencia que alguien me rascara. Isabella cooperaba a cada rato. Fue pura dicha que me rascara debajo de la barbilla. Ahora entiendo la suerte que tiene nuestro perro, Cairo, cuando por la calle otros perros o personas desconocidas se rozan con él constantemente, le hacen cosquillas y le dan palmadas. Estoy celoso, siento envidia de mi perro.

Existen reglas muy estrictas acerca de qué partes del cuerpo puedes tocarte o rascarte en público. Puedes tocarte la cara e incluso el pelo, pero no el culo, los dientes o la zona púbica. Las reglas cambian según estés en la playa o en un restaurante; y también son distintas para hombres y mujeres. A los niños se les enseña qué partes de su cuerpo pueden tocarse, y dónde y cuándo pueden hacerlo. Es complicado y un poco arbitrario.

Como sustituto de los cuerpos, la gente se pasa todo el tiempo jugueteando con sus móviles. En los años sesenta y setenta, recuerdo que la gente se entretenía con los cigarrillos, los encendedores, las cerillas e incluso con las pipas. Era el modo de tener las manos ocupadas mientras conversaban. Ahora todo el mundo mira el móvil e incluso hay quien manda mensajes de texto mientras habla. Este tipo de distracciones, lejos de ser un incordio, son una vía de escape para la ansiedad; ayudan a comunicarse, creando una distancia entre la otra persona y tú. Porque quieres estar cerca de otros, pero no demasiado.

Freud se dio cuenta de lo complicado que resultaba sentarse cara a cara con sus pacientes ocho horas al día. Ser observado, si no estudiado, durante tanto tiempo le hacía sentirse incómodo. Así que se inventó lo del diván para el psicoanálisis. Esta distancia, con el paciente tumbado, también le permitía a este soñar y establecer asociaciones libres durante la sesión, en lugar de intentar entretener o interesar al psicoanalista.

Yo no puedo juguetear con mi móvil; no puedo sonarme la nariz ni frotarme los ojos. Puedo mover un poco las manos, pero las noto como si estuvieran rellenas de cemento, rígidas y sin flexibilidad alguna. Se niegan a cumplir con lo que mi cerebro les pide que hagan y, aunque han empezado a recuperar algo de movilidad después de horas y horas de fisioterapia, sigo sin poder hacer nada útil con ellas.

Es una pérdida de autonomía espantosa, y significa que soy por completo dependiente de la buena voluntad de los demás. Por suerte, he descubierto que los demás derrochan generosidad y paciencia. Están encantados de hacer cosas por ti si se lo pides, y a menudo incluso se ofrecen a hacerlo sin que se lo pidas.

Mi invalidez ha despertado un tipo de amor distinto en ellos, un deseo de ser útiles de una forma nueva. Compruebo lo felices que son ayudándome, y lo gratificante que les resulta. Ha sido un descubrimiento iluminador, aunque este tipo de cuidados no son equitativos. Los demás hacen cosas por mí y yo no puedo corresponderles, salvo con mi gratitud. No parece un intercambio muy equilibrado. Pero me llega al corazón.

Cuando somos bebés, nuestro primer modo de intercambio es ser amados. Nos besan y nos acarician, nos hacen mimos y nos elogian. Nos adentramos en el mundo siendo amados e incluso cuando crecemos nuestro impulso primario es esperar amor de los demás. No esperamos que nos hagan daño, y si nos lo hacen, nos quedamos perplejos. Conforme vamos madurando, nos mostramos más suspicaces, temerosos o desilusionados, pero las expectativas de recibir cariño nunca desaparecen.

19/03/2023

Por si no fuera todo ya bastante complicado, me han comunicado que me van a trasladar otra vez de habitación. Será la tercera que comparta desde que llegué aquí a mediados de enero. Son todas idénticas: pintadas de azul claro, con techo bajo y dos camas, una al lado de la otra, separadas por un par de metros.

Los compañeros de habitación cambian con cada traslado, lo cual es un poco estresante. Cada mudanza es una abrupta e irritante molestia; nos piden a Isabella y a mí que recojamos el montón de cosas que se han ido acumulando –comida, equipos electrónicos, ropa, sábanas, material de aseo– y desalojemos en una hora. Esta vez tengo la suerte de compartir mi nueva habitación con el Maestro, que ha vuelto a la clínica después de una temporada en un hospital general.

Desde la semana pasada estoy cada vez más nervioso y angustiado. Noto un zumbido en los oídos, una sensación extraña en el cuerpo, y me da pánico volver a desmayarme, como me sucedió el día del accidente. Tengo miedo de que todo se vuelva a descontrolar. Es como si mi cuerpo estuviera a punto de decir basta.

Pese a que llevo aquí ya tres meses, no acabo de relajarme. Cada día es muy semejante al anterior, de modo que uno puede parapetarse en la rutina, pero mis barricadas defensivas parecen tan débiles ahora como al principio. Estoy inquieto y me angustia el futuro. Si la definición de *trauma* es la de un acontecimiento devastador e inesperado imposible de asimilar psíquicamente, entonces he sufrido demasiados traumas en los últimos tiempos. Tengo miedo cuando estoy lejos de Isabella; detesto estar solo.

Cada día nos vemos sometidos a nuevas experiencias que digerir. Los cambios que vivimos aquí, aunque no dramáticos, son desconcertantes. La rutina crea un amortiguador a nuestro alrededor que anula las impresiones y alteraciones bruscas de la vida diaria, razón por la que mucha gente prolonga situaciones incómodas, si no directamente perniciosas para ellos. La familiaridad genera comodidad en nuestras vidas. Mi vida aquí obedece a ciertas rutinas y a un orden doméstico, pero no es una vida cómoda.

La presencia y las palabras de Isabella me dan sosiego. En ciertos aspectos he vuelto a la infancia después de haber sido adulto durante un tiempo. Gocé durante años de capacidad de decisión y destellos de libertad, pero todo eso me ha sido arrebatado y me han quedado solo la dependencia y la rabia del desamparo.

Al menos con Isabella gozo del derecho al reconocimiento. Ella sabe quién soy y por qué sufro; y yo sé lo mismo de ella. Esta idea de mutuo reconocimiento, de comprensión compartida, una suerte de efecto espejo, es uno de los motivos por los que empecé a escribir. Recuerdo que siendo adolescente quería escribir cuentos y novelas porque creía que alguien ahí fuera se reconocería en mí y entendería por lo que estaba pasando. Aunque comprendo la idea de que las narraciones son por encima de todo entretenimiento, las considero no solo la forma más sofisticada de diversión, sino un intento de comunicar algo sobre el sufrimiento.

Algunos traumas son excitantes. La sexualidad, por ejemplo, sobre todo para los jóvenes, es una mezcla de miedo y euforia. En todo acto sexual uno se pregunta si sobrevivirá y si realmente experimentará placer. Hay que aprender a superar los placeres igual que los dolores. Si logras sobrevivir a tus traumas y aprender de ellos, puedes darte por ganador.

Lo que estoy viviendo en esta clínica es un agravio a mi felicidad y autosuficiencia; a mi visión de que el mundo no estaba tan mal, que funcionaba. No puedo evitar sentirme enojado ante la indignidad, por no decir la estupidez, de lo que me ha sucedido, esta mezcla de tragedia y farsa, que es la esencia de esa gran obra del absurdo kafkiano: *El proceso*; de hecho, de todos sus textos.

Fabio, mi fisio, al que Isabella y yo llamamos «James Bond» porque tiene un aire de estrella de cine guaperas, es un personaje sensible, sabio y zen. Apenas habla inglés y yo no hablo italiano, y debo entregarme confiadamente a sus cuidados, lo cual hago muy a gusto por la seguridad y fuerza que demuestra. Se pueden sacar muchas conclusiones de cómo te toca un fisio, si es una persona segura de sí misma y sabe lo que hace. Hay otros, y he tenido muchos de esos, que son más inseguros y lo que hacen no te ayuda. Pero Fabio tiene un plan.

Poco a poco, me pone de pie, primero en una camilla vertical en la que me sujeta con unas correas, y me alza, como si fuera un Cristo, sobre el gimnasio. Me invade la euforia al verme tan alto; y consigo mantenerme así cinco minutos, después diez y hasta quince, entonces empiezo a marearme y me dan náuseas.

En la siguiente sesión me coloca en un aparato con un asiento debajo del trasero que me eleva hasta ponerme de pie. En esta ocasión, a diferencia de con la camilla, no estoy tan alto. Está más cerca de la altura normal de una persona de pie. Consigo mantenerme erguido diez minutos, o tal vez un poco más, hasta que de pronto el gimnasio empieza a tambalear ante mis ojos y necesito echarme.

Me desconcierta que algo tan sencillo como aguantar erguido me resulte tan complicado y, en ciertos momentos, tan insoportable. Pero si uno lleva sin ponerse de pie desde el día de San Esteban del año pasado, se convierte en un logro mareantemente complicado, y lo bueno es que lo estoy consiguiendo.

En el segundo aparato, con el asiento debajo del trasero, la señorita S. insiste en estar a mi lado; me sonríe y me lanza gritos de ánimo desde su silla de ruedas. No le sorprende para nada verme tan asustado. Es normal sentir vértigo.

A continuación, Fabio me prepara para un aparato con aspecto de robot llamado Lokomat, que ayuda a los pacientes con lesiones medulares a volver a caminar. Te colocan en él y quedas suspendido en el aire dentro de un mecanismo que te sostiene el torso y las extremidades y los mueve electrónicamente.

Ese aparato me da miedo, es como estar aprisionado en un traje o en una armadura. Me puede entrar claustrofobia, además de náuseas, y quedaré evidencia por perder los nervios. Me convierto en el reto de Fabio porque, de momento, me niego a que me metan en el Lokomat. Pero el Lokomat será mi siguiente paso. Lo deseo y, al mismo tiempo, no lo deseo en absoluto.

02/04/2023

No tengo mucho que contar desde la última vez. Sigo inmerso en el interminable infierno hospitalario. Una mezcla de aburrimiento y desasosiego. Un montón de discusiones con Isabella, algunas fructíferas, otras inútiles, sobre si debería seguir aquí y aprovechar la buena calidad de la fisioterapia que ofrecen para recuperarme y fortalecerme todo lo que pueda, o si es mejor empezar a preparar el regreso a Londres, donde Isabella tendrá que vivir sola en mi casa mientras yo siga ingresado en otra clínica de rehabilitación.

Echo de menos mi ciudad y a mis amigos. Los chicos vienen a visitarme cada fin de semana. Un buen amigo ha volado desde Londres para comer conmigo y después se ha vuelto directamente a casa; otro amigo inglés, que vive en Italia, se ha dejado caer y me ha dicho que tengo el mismo aspecto que antes, solo que ahora no puedo caminar ni utilizar las manos. Aunque Isabella se pasa el día entero conmigo, y sin su apoyo yo estaría hecho una auténtica mierda, no dejo de pensar en que necesito ver a más gente. Sobre todo como distracción para no hundirme en la miseria, pero también para mantener el contacto con el mundo exterior, que sigue rodando sin mí, como si ya estuviera muerto. Vivir hospitalizado es como estar metido en una cápsula del tiempo. Me estoy hundiendo en la morbidez y necesito animarme.

He pensado que es el momento de acabar la narración de la orgía en Ámsterdam. Esto no lo va a teclear Isabella, sino mi hijo pequeño, Kier, que tiene veinticuatro años. Está un poco inquieto ante la perspectiva de escribir esto, pero ahí va:

Iris vino a mi habitación de hotel con su novio, que era más joven que yo, pero no mucho. Tenía unos cuarenta años y parecíamos de la misma estatura, no muy alto y un poco corpulento, pero más desaliñado, con el cabello cano despeinado y barba. Creo que se llamaba Hans.

No hablaba mucho inglés, pero nos sentamos los tres alrededor de la mesa, nos fumamos un porro y mantuvimos una vaga conversación. La excitación que había sentido un rato antes había desaparecido y estaba como perdido, sin saber qué hacer ni qué decir. Me pregunté si la idea de la orgía ya se había descartado y acabaríamos yendo a cenar o haríamos alguna otra cosa igualmente aburrida. Por suerte, Iris se levantó y dijo que se alegraba de que lo tiráramos adelante. Había hecho lo que yo le había pedido, que era traer a su amigo para un trío, y eso era lo que íbamos a hacer.

Se desnudó y yo rápidamente hice lo mismo, pensando: «¿Qué carajo, ¿por qué perder esta oportunidad de divertirse un rato?». Ella y yo nos metimos en la cama y empezamos a acariciarnos.

Hans seguía con el largo abrigo negro puesto, que para mi sorpresa no se quitó. Cuando empezamos a follar, Iris me explicó que a Hans lo que le gustaba era mirar. Me preguntó si me importaba, pero ¿qué iba a decirle yo? De manera que, mientras follábamos con ímpetu, él se sentó en el borde de la cama y se quedó mirando. Yo no podía levantar la vista hacia esa enigmática silueta que no abría la boca ni mostraba emoción alguna. Iris le preguntó si quería unirse a nosotros, pero, para mi alivio, él negó con la cabeza.

En determinado momento, Iris y yo comentamos que teníamos hambre, así que Hans pidió comida. Cuando llegó el servicio de habitaciones, sostuvo en alto una sábana para cubrirnos mientras el camarero entraba el carrito con la comida. Después se quedó sentado con aire tristón, contemplando cómo su novia comía sushi con otro hombre. Tal vez se tratara de algún tipo de castigo o de perversión masoquista. Pero si era eso lo que le iba, no parecía disfrutarlo. Tuve la impresión de que era la primera vez que hacían algo así.

Un par de horas después, Iris se vistió y los dos se marcharon. Yo abrí la ventana, contemplé la ciudad y me fumé otro porro. Había sido estupendo y memorable, aunque raro, y tenía ganas de volver a ver a Iris, que viajaría pronto a Londres.

Unas semanas después, quedamos en vernos en Portobello Road. Por la mañana dejé a Kier en el colegio y más tarde, al mediodía, me reuniría con ella. Quería preguntarle qué había sido exactamente todo aquel asunto con Hans en Ámsterdam. Me preguntaba si seguirían juntos.

Pero aquel día Londres fue un caos. El metro no funcionaba y no circulaban autobuses. Por la calle había gente que decía que había habido un apagón y que la ciudad estaba bloqueada. Otros, que se había producido algún tipo de atrocidad, pero nadie conocía los detalles. Vi a algunas personas sentadas en bancos con aire desolado. Se oían sirenas de la policía, de ambulancias y de coches de bomberos. Era el 7 de julio de 2005, que se haría tristemente célebre por los atentados del «7-J». Fallecieron cincuenta y dos personas en cuatro explosiones suicidas. Iris y yo no logramos encontrarnos y nunca más volvimos a vernos.

09/04/2023

A principios de esta semana, David de Bromley voló desde Canadá para hacerme una visita de cuatro días. Se instaló en el centro de Roma: venía en autobús al hospital y me hacía compañía durante la comida, que me trae siempre Isabella. Me estuvo paseando con la silla de ruedas por el jardín del Santa Lucia –que a estas alturas ya me conozco palmo a palmo, cada bache y cada brizna de hierba– mientras hablábamos de asuntos de lo más variopinto, desde la infancia hasta la vejez, los hijos, nuestros padres, y en especial de la vida en Beckenham y Bromley en los años setenta.

Aunque David tiene la misma edad que yo, en el instituto iba un curso por delante. Era el típico niño guaperas e idolatrado, con una melena hasta los hombros. El director se refería a sus vaqueros acampanados como «pantalones de marinero» y a él lo llamaba «afeminado». David conocía del pub Three Tuns al joven David Bowie, que entonces vivía cerca de Haddon Hall con Angie, su fascinante novia americana. David de Bromley venía a mi casa por las tardes con los primeros álbumes de Pink Floyd y King Crimson. Sentado abajo, en nuestra pequeña sala de estar, con mi padre, David lo deleitaba con su atención y le daba pie a hablar sobre su tema favorito: las religiones orientales y lo que el zen podía enseñarle a Occidente sobre lo que él llamaba «valores espirituales». Papá consideraba que Occidente era cada vez más materialista y estaba dejando de lado las preguntas más importantes sobre el sentido y el valor de la vida. David lo escuchaba como un discípulo embelesado.

Mi padre era amigo de la madre de David, a la que los amigos hippies de David y yo considerábamos sexy y refinada. En el instituto se comentaba que cuando David estaba en la cama con su novia, su madre les llevaba el desayuno antes de mandarlos a clase.

El primer capítulo de *El buda de los suburbios* se centra en Karim Amir, un ingenuo chico de diecisiete años, y en su padre, un inmigrante indio de Bombay, que trabaja de funcionario. Una tarde van a Beckenham, un barrio más pijo que el de Karim y su familia, para visitar a Charlie, amigo del instituto y héroe de Karim. Al padre lo ha invitado Eva Kay, la madre de Charlie, para que dé una clase de yoga y les hable a sus amigos blancos de clase media-alta sobre el budismo zen.

Durante esa memorable tarde, Karim descubre a su padre y a Eva haciendo el amor en un banco del jardín. Ofuscado, corre escaleras arriba hasta el cuarto de Charlie, un altillo muy bien aprovechado, con las paredes repletas de fotos de los Beatles del periodo *Sergeant Pepper's*, y allí masturba a un colocado Charlie. Es la primera experiencia homosexual de Karim.

Ese primer capítulo había sido previamente un cuento. Durante un vuelo a Canadá, en el que no tenía nada que leer pero llevaba mi omnipresente cuaderno de notas, escribí el relato entero en las nueve horas que hay de Londres a Quebec. Me lo publicaron en la *London Review of Books* y, más adelante, como siempre quise escribir una novela, volví a él y armé toda una historia a su alrededor.

Apenas nada de aquella audaz escena residencial sucedió en la realidad. Sí recuerdo haber ido una tarde muy entusiasmado a casa de David con mi padre, y que su madre tocó alguna pieza de Bach. Pero ahora ese capítulo del libro y mi refabulación de la escena han reemplazado cualquier recuerdo real de lo sucedido. Supongo que así es como funcionan juntas la memoria y la ficción: hay una escena inicial, que se copia y elabora, con toques de fantasía y deseo, hasta que se convierte en algo por completo diferente.

Charlie, o Charlie el Héroe, que es en lo que se convierte, no se parece en nada al David real, con el que perdí el contacto al terminar el instituto y no lo recuperé hasta años después. Charlie el Héroe está basado en otros chavales del mundillo punk, incluidos los conocidos como «el contingente de Bromley», formado por mis amigos del instituto. Pero se convierte en quien es por exigencias de la novela. Karim sigue enamorado de él y no deja de idolatrarlo, ni siquiera cuando se transforma en alguien mucho más salvaje y cruel. En cuanto a David, aunque tuvo su periodo salvaje, nunca fue desagradable y siempre se mostró vulnerable, interesante y cariñoso.

Sachin, que es quien está tecleando este texto, me habla de un chico de quince años al que idolatraba en el colegio, que se hacía tatuajes con bolígrafo, llevaba una guitarra colgada a la espalda, tenía el pelo de punta y desafiaba las normas.

Tanto las chicas como los chicos sienten ese tipo de veneración e identificación. Es una etapa importante de la adolescencia, cuando lo que queremos ser lo representa

117

otra persona, a la que convertimos en un yo ideal y en un modelo, y de la que nos enamoramos de forma narcisista.

Nos construimos a partir de otros, sobre todo a esas edades. Son nuestras plantillas sociales y sexuales. Nuestros ídolos son en apariencia inmunes a los terrores de la pubertad, a las angustias y dificultades sociales, y a la desfiguración física de ese periodo entre la infancia y la edad adulta por el que todos tenemos que pasar. ¿Alguna vez volvemos a idealizar a los demás como lo hacíamos en el instituto?

16/04/2023

Mi padre se pasó toda su vida laboral trabajando como funcionario de la embajada pakistaní en Londres. De tanto en tanto escribía artículos deportivos para periódicos indios y pakistanís, sobre squash y críquet. Por encima de todo, aspiraba a ser novelista, y estaba convencido de que se podía aprender la técnica con libros especializados. Se convirtió en un ferviente lector de manuales de escritura, aunque en aquella época había muchos menos que ahora. Sin embargo, entre ellos se encontraban clásicos como *Para ser escritor* de Dorothea Brande y *Zen en el arte de escribir* de Ray Bradbury. Como a papá le gustaba hablar de estos libros y lo que llamaba «técnicas de escritura», yo también me los leí, tratando de extraer algunas claves. He seguido leyendo y coleccionando toda mi vida esas guías de escritura y en casa tengo varios estantes repletos de ellas. Son una buena manera de introducirse en la escritura de verdad. Entre mis favoritos están los diversos volúmenes de entrevistas de la *Paris Review*, que se cuentan entre las visiones más honestas y realistas de lo que supone realmente someterse a las agonías y los placeres de ser un escritor profesional.

Esos libros se publicaron antes de que la palabra *creativa* se añadiera de forma insistente a la palabra *escritura*. Me gustaría saber cuándo se incorporó esa fatua redundancia, y le arrearía un buen sopapo al culpable.

Los libros más recientes de este género denominado «escritura creativa» –de los que he leído un montón, y en los que se me cita incluso alguna vez– son, en consonancia con nuestros tiempos neoliberales, más prescriptivos y dogmáticos en términos de forma y estructura que aquellos con los que yo crecí. La mayoría están escritos con el cine y la televisión en mente y te dicen cuándo y dónde debe aparecer un conflicto o un clímax, y a menudo hasta en qué página en concreto. Este tipo de patrones predecibles está más cerca de los libritos infantiles para colorear que de la auténtica escritura. Desde luego, no son muy creativos, porque están enfocados a hacer series de televisión más que a producir trabajos interesantes y originales.

Desde Shakespeare hasta la telenovela *Hollyoaks*, todos los manuales de escritura hablan de la necesidad de un conflicto que mueva cada escena: entre personas, clases sociales, razas, países, vecinos o lo que sea. Sería extraño, experimental e interesante, como en una obra de teatro del absurdo, escribir una pieza teatral o una película en la que los personajes fueran encantadores unos con otros, intercambiaran regalos, se piropeasen, echasen unos polvos fabulosos y al final resolvieran todas las guerras con un apretón de manos y un abrazo. Sería como una película construida por completo con una sucesión de finales felices.

Llevo hospitalizado desde diciembre y ahora que entramos en la primavera romana, con toda probabilidad la estación más agradable en Italia porque todavía no hace demasiado calor, he empezado a tener más visitas. Vienen muchos amigos a verme desde todas partes del mundo.

Otros, de paso en Roma, se acercan durante el almuerzo. Lejos de ser conflictivas, tensas o difíciles, nuestras conversaciones son amenas e informativas, divertidas y llenas de risas, todo lo cual me ayuda a dejar de pensar en mí por un rato.

Sin embargo, me pregunto –no puedo evitarlo– cómo me ven los demás ahora que estoy inválido. ¿Me miran y me encuentran abominable? ¿Sienten lástima por mí? ¿Me quieren más, menos o igual que antes? ¿Me he convertido para ellos en una suerte de prueba de fuego de su cariño? ¿Querrán venir a verme otra vez? ¿O considerarán que ya han cumplido con su deber? ¿Qué emociones despierto en ellos?

A veces me siento avergonzado y humillado por lo que me ha sucedido. No puedo evitar preguntarme si, de algún modo, es culpa mía. Pero son ideas malsanas. En general, mi enfermedad saca lo mejor de los demás y parece tener el mismo efecto en mí. Estos amigos generosos siempre me traen regalos. Muestran interés por mi situación, me escuchan y quieren saber qué tal lo estoy llevando. He recibido visitas de amigos muy íntimos, de meros conocidos y de personas a las que apenas conozco. Y también de casi desconocidos que me escriben preguntando si pueden visitarme. Siempre les digo que sí.

Isabella dice que me gusta quejarme de que estoy muy aislado, abandonado y solo, pero la agenda se me llena cada día. Apenas tengo hueco para recibir a todo el mundo. En ocasiones se me solapan dos encuentros. En Londres, antes del accidente, apenas veía a nadie excepto a mi familia, pero ahora me he convertido en lo que un amigo ha descrito como una «mariposa social».

La conclusión que sacaréis de leer cualquier drama es que el mundo está lleno de horror, matrimonios desastrosos, sexo de muy escasa calidad y guerras. Y es cierto que

121

yo mismo me he visto inmerso en una catástrofe, pero eso no conforma la historia completa, porque la historia completa también incluye momentos de armonía, felicidad y la delicia de disfrutar de la compañía de otras personas. La gente desea entregarse a los demás; puede llegar a ser muy altruista. La amabilidad y la bondad no son muy espectaculares, pero están por todas partes.

29/04/2023

Llevo en el Santa Lucia desde el 14 de enero; demasiado tiempo. Esto está poniendo a prueba mi salud mental, si se la puede llamar así. Por desgracia, he sido incapaz de perder la cabeza; aunque tampoco es algo que uno esté dispuesto a permitir. Estoy desesperado por huir de aquí. Lo que más deseo es largarme y volver a Londres, aunque lo más probable es que ahora mismo tenga Londres idealizado. Quiero imaginarme que todo irá mejor en cuanto esté de nuevo en mi ciudad, cerca de mis amigos y mi familia, pero soy consciente de que no tiene por qué. Inevitablemente, todo seguirá siendo complicado.

Me da miedo marcharme de aquí. Me da miedo quedarme aquí. El aburrimiento es aplastante. Ahora tengo menos sesiones de fisioterapia que antes; he completado ya el programa que seguía, lo cual quiere decir que me paso las horas echado en la cama sin apenas nada que hacer.

Me resulta complicado leer. He conseguido apañármelas para leer los periódicos utilizando el control de voz. Un amable parapléjico de Milán me envió un MacBook que puedo utilizar con ayuda de Siri. No es muy agradable andar gritándole al ordenador, y no siempre es eficiente. Escucho audiolibros, pero mi situación me los amarga, mi sombrío estado de ánimo los convierte en malsanos.

El Maestro ha dejado la habitación, vuelve a tener neumonía y lo han trasladado al hospital general para someterlo a un riguroso tratamiento. La señorita S. se marcha la semana que viene, a su apartamento en Roma. Sin mis amigos más cercanos, me siento abandonado. Estoy intentado que me trasladen a un hospital en Londres, pero es un proceso lento y complicado, porque tienen que darme de alta en el sistema sanitario británico: asignarme primero un hospital general, y derivarme a uno especializado en rehabilitación fuera de Londres.

Estoy utilizando el Lokomat de forma regular; he vencido el miedo a esa máquina para caminar y dicen que voy haciendo progresos. Los mareos han desaparecido. Es maravilloso sentir de nuevo la ilusión de movimiento, y mientras «camino» durante unos treinta minutos en cada sesión, me imagino en Hammersmith, paseando junto al río con nuestro perro, Cairo. Echo de menos las pequeñas cosas y me pregunto si podré volver a disfrutar de ellas.

Hablo por teléfono con mi terapeuta una vez por semana. Llevo casi treinta años de conversación con él y sigue diciéndome cosas nuevas que me sorprenden y estimulan. Es una relación única: he pasado más tiempo hablando con él que con mis padres, y le cuento asuntos más íntimos que a mis amigos. Algunos de mis textos salieron de nuestras conversaciones, y tumbado en su diván, durante los siempre útiles silencios, me venían un montón de ideas. En una ocasión le pregunté si sus otros pacientes, algunos de ellos escritores, le hablaban de su trabajo. Me respondió que la mayoría no, tenían otros problemas rondándoles por la cabeza.

Carlo vino ayer y me afeitó, tal como hizo Sachin la semana pasada. Dimos un paseo por el jardín y hablamos;

me encanta que me cuenten detalles de sus vidas y de lo que están haciendo. Además, supone un respiro para Isabella. Es horripilante estar incapacitado; perder el uso de las manos es lo peor que me ha pasado nunca. Rezo por recuperar movilidad en el futuro, como mínimo en una mano.

30/04/2023

Es por la mañana y estoy hablando con lady G., que me ha traído *pasticcini* y un capuchino. Tenemos largas conversaciones sobre asuntos familiares, la IA y la política, y cualquier otro tema que nos venga a la cabeza. Hoy nos hemos puesto a hablar sobre la vocación. Una vez, siendo profesora de un estudiante muy inteligente, cometió el error de preguntarle por qué quería ser enfermero en lugar de médico. La pregunta era ofensiva: a él ni se le había pasado por la cabeza ser médico; un enfermero no era un médico frustrado. Era una vocación en sí misma. Siendo niño, una enfermera había ayudado a su madre enferma y, desde aquel momento, supo lo que quería hacer. Nada iba a desviarlo de ese camino.

En cada ciudad grande o pequeña de este mundo hay hospitales llenos de enfermeros desempeñando con dedicación su trabajo. De las conversaciones con ellos, con los que paso la mayoría de mis días aquí y también algunas noches (nunca antes había conocido a ninguno), he concluido que consideran su trabajo una vocación, una llamada, un modo de vida. Me visten y desvisten, me lavan el cuerpo, los genitales, el culo, todo. Me peinan, me cambian los apósitos, me alimentan y conversan conmigo; me introducen supositorios, me cambian la sonda y me cepillan los dientes, me afeitan y me pasan de la cama a la silla de ruedas..., en eso consiste su trabajo diario. Están muy bien formados y tienen mucho oficio, saben manejar equipamientos médicos complejos; su trabajo es muy técnico, nada sencillo.

Los enfermeros de este hospital transmiten alegría, cantan y cuentan chistes, pero no están bien pagados. Los sueldos son sin duda más bajos en Italia que en Reino Unido, pero llevan años en esta profesión y, por lo que veo, quieren seguir en ella. Un enfermero me contó que no tenía novia porque el trabajo le dejaba demasiado agotado para afrontar una relación romántica. Sus series de televisión favoritas tenían como escenario hospitales; le encantaban sobre todo las de poblaciones enteras aniquiladas por enfermedades mortales.

A mí los cuerpos de otras personas me dan fobia. Por nada del mundo querría ponerles inyecciones, voltearlos, darles pastillas, cortarles las uñas y lavarlos. ¿Tengo algo en común con estos enfermeros? ¿Cómo puedo entenderlos?

El concepto de vocación tiene también un componente sexual, ya que, como sucede en la sexualidad, no es una elección libre, sino algo a lo que estamos inexorablemente destinados. Es la vocación la que nos elige a nosotros y no al revés. Y como sucede en la sexualidad, tamaña misión es como una perversión: algo sin lo que no podemos vivir y a lo que obedecemos compulsivamente. A mí nadie puede disuadirme del deseo de escribir. Ocupa el centro de mi existencia.

Los rituales diarios de los escritores profesionales siempre me han fascinado. El tiempo que pasan en su escritorio, si utilizan pluma o máquina de escribir, y cuántas palabras o páginas les gusta escribir al día. Pueden parecer detalles triviales, pero para mí no lo son.

Hace poco leí un texto sobre un escritor muy exitoso. (Aquí debo apuntar que me lo leyó Isabella, ya que no puedo sostener en las manos un libro o una revista, pero por suerte me encantan su voz y su acento.) El escritor en cuestión produce dos novelas por año. Dedica unas diez horas al día a escribir y lleva publicados unos ciento treinta libros.

Es un nivel de obsesión que no envidio y al que jamás he aspirado. Yo he sido siempre capaz de pasarme días enteros sin escribir una línea, a menudo porque tenía cosas mejores y más interesantes que hacer, y a veces he llegado a preguntarme si, en caso de que dejara de escribir, sería un acto autodestructivo o liberador. Para ser sincero, nunca he pasado más de una semana sin escribir algo. Cuando por fin me pongo, me sorprende la naturalidad con la que vuelve a mí la fluidez. Pero nunca ha dejado de generarme cierta ansiedad.

Después de leerme el texto sobre el escritor obsesivo que en una ocasión se pasó treinta y seis horas seguidas escribiendo, Isabella me leyó otro de la misma web, la excelente *Arts and Letters*, sobre el autor japonés Haruki Murakami. Él tiene sus propias obsesiones, que explica en su volumen de ensayos *De qué hablo cuando hablo de escribir*. Por lo visto, nunca pasa un día sin escribir mil seiscientas palabras. Eso es mucho. Yo me considero afortunado si consigo producir mil a la semana.

Pensé en esto, inquieto por si yo era un perezoso. Desde luego, no tenía posibilidad alguna de competir con Murakami. Decidí que, en cualquier caso, el número de palabras que uno escribe es irrelevante. Es como si un arquitecto se empeñara en colocar dos mil ladrillos por día. Es la idea, la forma y la potencia del texto lo que importa.

Escribir –sentarse a teclear en una habitación–puede servir como un refugio, como un escondite. Nos escondemos de los demás y del mundo y habitamos por completo en nuestra cabeza. Pero vale la pena recordarnos que tal vez haya sitios más interesantes en los que perdernos que nuestra propia imaginación.

Me gusta pensar en la importancia que la escritura de otros autores ha tenido y tiene todavía para mí; en qué mundo más raro viviríamos sin relatos, novelas, periodismo, blogs, series de televisión y películas. Los escritores cuidan del alma humana en la difícil travesía de esta vida imposible.

Enseñar es un complemento a escribir. Empecé a enseñar a escribir mientras trabajaba en el Royal Court Theatre con veintipocos años, y no he dejado de hacerlo desde entonces. A menudo me pregunto, como imagino que le pasa a la mayoría de profesores, si le sirve de algo a alguien. Pero lo cierto es que al menos yo lo disfruto. Me encanta hablar de estructura, organización, voz, agentes, editores y series de televisión. Me interesan las vidas de los alumnos y me hacen feliz sus progresos. Admito que en ocasiones se hace pesado leer lo que escriben. El auténtico talento es inusual y sorprendente; es un don que debe cultivarse con disciplina y que no puede comprarse en ningún curso de escritura. Curiosamente, los propios alumnos son a menudo más interesantes que sus trabajos. Pero la enseñanza también es una vocación, y yo la siento. Tras una clase provechosa, tengo la impresión de que he hecho algo útil y he ayudado a alguien, del mismo modo que he mejorado yo gracias a los buenos editores y los lectores astutos que saben hablar de escritura.

Tengo buenas y malas noticias. Las buenas son que la señorita S., con su estupendo cabello bitono, por fin, pese a algunos retrasos, ha vuelto a casa después de seis meses aquí, aunque seguirá viniendo a nadar y utilizar el gimnasio. Las malas son que el Maestro, con el que yo estaba encantado de compartir habitación, ha fallecido en otro hospital. Isabella acudió a su funeral, y yo lamento no haber podido ir. Era un hombre talentoso y cariñoso, y un buen amigo. Su pareja y sus dos hijas lo van a echar de menos.

Isabella y yo seguimos intentando regresar a Londres. Ya es hora de hacerlo. Llevo en el mismo lugar, casi en la misma habitación, junto a Isabella, cuatro meses, y me sorprende no estar más desquiciado de lo que ya estoy. Estamos los dos muy quemados.

16/05/2023

A principios de esta semana he tenido la suerte de recibir la visita de una exalumna se crió en Nigeria y está escribiendo una novela ambientada allí. Solo he leído el principio del libro y no he podido continuar. (Todavía no consigo desplazarme por un documento con la pantalla táctil sin la ayuda de Isabella.) En cualquier caso, cuando la alumna tenía escrita buena parte del libro, decidió mostrárselo no a un lector profesional, amigo, editor o agente, sino a uno de esos llamados «lectores de sensibilidad». Le preocupaba que su texto no fuera políticamente correcto, si pasaría o no el filtro de un agente, no digamos ya de un editor. Es una tendencia que he notado en otros alumnos y también en editores y editoriales: saber si el trabajo del escritor será acusado de sexismo, racismo, apropiación cultural y demás se ha convertido en una de las principales preocupaciones de los autores de hoy en día.

Otro alumno que tuve escribió un buen thriller narrado desde el punto de vista de una promiscua lesbiana norteamericana y su tutor se lo criticó con severidad. ¿Cómo iba a ponerse en la piel de una estadounidense y encima lesbiana? El escritor se vio atrapado en el terrible lío de dilucidar quién podía escribir qué y desde qué perspectiva. Reescribió el libro y acabó empeorándolo, porque lo convencieron de que estaba cometiendo un crimen literario por meterse en la mente de alguien que no fuera él mismo.

Hay gente que tiene vocación censora: les encanta, o tal vez incluso les excita, controlar las palabras y la libertad de los demás. Hay un sector de la izquierda abducido por una agresiva superioridad moral y un contraproducente puritanismo. Los escritores que me gustan, aquellos con los que crecí, son los salvajes, los desquiciados, los virulentos que se lo pasan todo por el forro. Dostoievski, Plath, Rhys, Céline, Burroughs, Miller, Baldwin. Podría añadir muchos más y formarían un listado de algunos de nuestros artistas más grandiosos y admirados. Escribieron sin miedo ni inhibiciones, y muchos de ellos fueron perseguidos y condenados. Pensad en lo que ha tenido que soportar el gran Salman Rushdie en nombre de la sátira y la crítica a la autoridad. La fetua de febrero de 1989 me hizo ser consciente por primera vez de que atacar instituciones y regímenes tiránicos a través de la literatura podía tener consecuencias en la vida real. Después de aquello, sé que hubo escritores con miedo a hablar libremente de la versión politizada del islam e incluso de los musulmanes en general. Y ahora estamos peor que nunca.

Ser ofensivo, blasfemar, irritar e incluso insultar forma parte del trabajo del escritor. Tal como dice Kafka en uno de sus cuadernos: «Un libro debe ser el hacha que rompa el mar helado de nuestro interior». La cultura no debería ser tranquilizadora ni complaciente, debería asustar, incluso alarmar. El objetivo de los escritores es poner el mundo patas arriba, presentar opiniones que vayan a contracorriente de lo establecido. Nuestro trabajo no consiste en complacer sino en desafiar, en hacernos pensar de forma distinta sobre nuestros cuerpos, nuestra sexualidad, la política y lo normativo.

¿Qué habría hecho un «lector de sensibilidad» con las obras de D. H. Lawrence o William Burroughs? Una de las cosas que he percibido en mis alumnos es que llegan ya coartados.

Cuando empecé a trabajar en *El buda de los suburbios* estaba decidido a escribirlo con toda la desinhibición y la libertad posibles. Haría una novela guarra y divertida, sin contenerme ni dudar si decir o no lo que me saliera del alma. No quería epatar, sino contar la historia de la forma más franca posible.

Antes de esto, en 1984, cuando trabajaba en el guión de *Mi hermosa lavandería*, Stephen Frears, el director, que se interesa mucho por el desarrollo de los guiones, me pasó una nota en la que me pedía hacerlo «más guarro, ofensivo y escandaloso». Su comentario fue para mí liberador, y tuve la sensación de que ese guión era el primer texto que escribía con mi propia voz. Con respecto a mis primeras obras –*Mi hermosa lavandería*, *Sammy y Rosie se lo montan*, *El álbum negro* e *Intimidad*–, me pregunto qué habría opinado un «lector de sensibilidad» y a qué carnicería los habría sometido; e incluso si hoy en día tendría una carrera como escritor. Me siento aliviado de no ser un escritor joven en la actualidad y no tener que trabajar en esta atmósfera de inseguridad e inquietud, en esta Corea del Norte de la mente.

El buda de los suburbios está repleto de insultos raciales y de lascivia, de lenguaje políticamente incorrecto, ya que está escrito desde el punto de vista de un chaval de diecisiete años mestizo y muy salido.

Kier, que está ahora aquí conmigo y trabaja en un colegio, me informa de que vive sumido en un ambiente sofocante de miedo y aprensión en lo que se refiere al control de lo que se dice y de la creatividad.

No debemos olvidar que el insulto puede ser una muestra de amistad y admiración; a veces nos llamamos unos a otros «mamones» y «capullos» por simpatía y no por crueldad.

Este comportamiento ultracorrecto lo ha creado la derecha con la intención de hacer que los izquierdistas y liberales parezcamos idiotas y mezquinos con nuestras estúpidas discusiones sobre el lenguaje y el punto de vista. Nuestro trabajo como oposición política no consiste en pelearnos entre nosotros, sino en crear un mundo en el que no haya desigualdades ni racismo estructural.

Nuestro objetivo no es proveer de gasolina a la derecha por desacuerdos menores entre nosotros, sino seguir avanzando como artistas valientes y audaces y forzar los límites de lo que puede decirse y pensarse.

21/05/2023

La señorita S. ha irrumpido de repente en mi habitación. Ha vuelto a su apartamento en Roma, que le han adaptado a su nueva situación. Viene para utilizar la piscina, y aquí está, junto a mi cama, risueña, riéndose a carcajadas y contándome novedades del mundo exterior.

Según parece, ahí fuera hay gente ruidosa y llena de energía. Hay olores, sabores, actividad: un mundo loco y seductor que poco tiene que ver con la enfermedad. Es maravilloso que alguien logre hacer la transición del hospital a casa. Me entusiasma y me da un poco de envidia que pueda ir de un lado a otro con tanta libertad y alegría.

Isabella y Tracey, desde Londres, están trabajando duro para sacarme de aquí, pero el proceso es lento y burocrático. Todavía no sé a ciencia cierta cuándo podré volver a casa como la señorita S. Pero, por lo que me cuenta, ella estaba mucho peor que yo cuando ingresó en este hospital. Todavía no debería desesperarme ni tirar la toalla. Más tarde la he visto en el gimnasio, caminando en un aparato, y me he alegrado mucho por ella.

Aquí los días son muy largos. Y están llenos de algo nuevo para mí: conversaciones. Como me quedo en la cama hasta mediodía, y mi única visitante es lady G., que dispone de tiempo y siente mucha simpatía por mí, debemos usar la inventiva. No hay ninguna prisa y no compartimos un pasado. Todo lo que aprendo es nuevo para mí, y ella no pone límites a nuestras exploraciones. Hablamos de travestismo, de casarse con la persona inadecuada, de un amigo al que le cayó un rayo, de violentas disputas entre hermanos, y de por qué mucha gente, sobre todo en la radio, empieza sus frases con la palabra *entonces*.

A mediodía llega Isabella y se hace cargo de mí hasta la hora de la cena, y hablamos hasta que se marcha. Un amigo me pregunta qué nos queda por decirnos después de tanto tiempo juntos en esta enervante institución, y en un primer momento no se me ocurre qué responderle. «Todo», debería ser la respuesta. Como sucede con lady G., nuestras charlas rara vez se agotan, y no creo que ninguno de los dos resulte nunca aburrido.

Siguen viniendo amigos de Londres a visitarme, con chismes sobre nuestro círculo, además de inquietantes reflexiones sobre el colapso de la civilización. Mis días aquí son muy distintos de mi vida anterior, en la que básicamente me dedicaba a leer, escribir y deambular por la casa arrastrando los pies, ensimismado en mis pensamientos. Las únicas personas a las que veía, aparte de Isabella, eran mis hijos, con los que solía pasear al perro por las tardes.

Desde el accidente, mi vida ha cambiado y paso buena parte del tiempo conversando. Echo de menos mi vida anterior, por mis habilidades para hacer ciertas cosas, como rascarme el culo o ir a un restaurante, pero estas nuevas conversaciones resultan una fascinante innovación.

¿De qué van las charlas? Una conversación muy seria con un amigo sobre su complicado hijo autista. Una larga discusión sobre las cabezas rapadas de Pep Guardiola y

Erik ten Hag: si se las afeitan a diario y si les preocupa la forma peculiar, incluso extraña, que tienen. Una discusión con un amigo sobre la conversión al islam de su hijo para complacer a los padres de la chica con la que quiere vivir. Conversaciones con mis hijos sobre la necesidad de un nuevo delantero en el Manchester United y los escandalosos precios de las estrellas. También una larga conversación sobre la reciente visita de Cairo, nuestro perro, a un pub, la gente que lo acarició y le dio palmadas, y lo mucho que le gusta ir en metro, sentado en un asiento. En cuanto le das cuerda, a la gente le encanta contar historias sobre sus perros y sobre su vida y milagros.

Uno de los grandes premios que podía recibir de niño era que mi padre me llevara a Londres el fin de semana para ver el críquet en la tele con mis tíos, que vivían en Pakistán pero pasaban los veranos en Inglaterra. Bebían cerveza, fumaban, invitaban a amigos y dedicaban los fines de semana a lo que llamaban «estar de palique». Eran una piña: cultos, a menudo crueles y en ocasiones incluso abusones. Entendía perfectamente por qué mi padre había escapado a la periferia londinense, en parte para librarse de ellos. Él era de los más pequeños y había tenido que luchar para sobrevivir. Discutían de política, contaban chistes compitiendo por ser los más graciosos. Era estupendo y también peligroso estar cerca de ellos. Yo amaba cada minuto de mi experiencia de niño con esos hombres, a los que me quería parecer de mayor.

La conversación es inútil en el mejor sentido. Es anticapitalista, no se saca dinero con ella; no hay ganancia material alguna. Tan solo el placer de sentarse con otro ser humano, escucharlo y entablar un efímero intercambio sin otra utilidad que una satisfacción temporal compartida. Se suceden las risas, los chistes, las bromas y los asuntos serios. Es mejor, menos lioso, más satisfactorio y prolongado que el sexo.

La conversación es como un juego para adultos; de hecho, es un juego. Serio y frívolo, improductivo y trascendental: una conversación no es una reunión, un trabajo o una carrera profesional. Y hay personas a las que se les da mejor que a otras. Se podría decir que es la más importante de las características humanas, que lo que más disfrutamos de los demás es su conversación. Si son un desastre charlando, no nos gustan. Pero, si una persona resulta fascinante, nos morimos de ganas de oír qué piensa.

Tan importante como la capacidad de hablar es la de escuchar, la de interesarse por conocer a los demás, por disfrutar de su compañía. Y podemos mejorar en este aspecto, podemos desarrollar la capacidad de escuchar.

Me encantan los secretos –aunque los míos no tanto– y una de mis partes favoritas de una conversación es escuchar las confidencias de los otros. Los secretos son la moneda de la intimidad. Me encanta que me cuenten cosas que muy poca gente sabe. Para conseguirlo, tienes que engatusar, seducir y saber utilizar los silencios; tienes que mostrarte audaz y cuidadoso, sobre todo si no conoces muy bien a la otra persona. Pero si eres astuto, puedes acabar escuchando cosas sorprendentes y morbosas. Todo el mundo tiene algo que ocultar, algo que nunca ha contado a nadie y que está dispuesto a revelarte si se lo pones en bandeja. La gente desea mostrarse. Podríamos llamarlo «el momento del novelista», cuando escuchas una revelación tremendamente jugosa de alguien que hasta entonces te había parecido más bien anodino. Pero no existe la gente anodina. Eso es lo que acabas descubriendo si tienes la paciencia de escuchar y esperar.

10/06/2023

La situación va mejorando. Nos marchamos de aquí el martes y por fin volvemos a Londres. Es sorprendente cómo acaba uno encariñándose con los sitios, incluso cuando ha pasado eones echado en una cama, contemplando una mosca pasear por el techo. Cada vez que volvía a tumbarme, buscaba a esa mosca, y me preguntaba qué estaría haciendo. ¿Me había convertido yo en ese insecto, dando vueltas por ese mismo espacio y buscando una salida? Pero sabía que para la mosca no había escapatoria, y un día desapareció.

Isabella ha estado enterrada aquí conmigo, rascándome la nuca, afeitándome, limándome las uñas de los pies, leyéndome, dándome de comer y escuchando mis quejas. Esta situación está llegando a su fin y una nueva –tal vez aún más incómoda, no lo sabemos, no tardaremos en averiguarlo– va a reemplazarla.

Me llevarán en taxi al aeropuerto y volveré a casa en un vuelo comercial, me mandarán primero a un hospital en el oeste de Londres y después a otro y a continuación, espero, vendrá una estancia más prolongada en un centro especializado en rehabilitación. Durante meses no ha pasado nada y ahora sucede todo de golpe.

Esto ha sido posible gracias a los esfuerzos de Tracey, a los de Isabella y lady G. aquí, y a las gestiones de los médicos del Santa Lucia, que han sido de gran ayuda.

Tengo muchas ganas de volver a ver mi ciudad; a decir verdad, tengo muchas ganas de volver a ver cualquier cosa. Llevo seis meses sin contemplar más paisaje que el de esta habitación y la terraza de la cafetería. Las temperaturas empiezan a ser más cálidas, ha salido el sol y no tardará en hacer calor. El tiempo prácticamente se ha detenido, como sucede cuando eres niño. No es que llevara una vida muy interesante antes del accidente, pero al menos era libre.

Cambiando de tema, hace años llegué a la mitad de un libro de Cormac McCarthy, pero lo dejé sin terminar. No leo mucha ficción. Veo películas, pero ya no me gusta leer o escribir historias inventadas. No sé por qué. Leo un montón de periódicos, incluidos los infames, y admiro y respeto a los periodistas, sobre todo a los deportivos, cuyos artículos devoro. Debe de ser difícil para los periodistas tener que ceñirse a la verdad y hacer que parezca interesante, buscar los datos precisos y después chequearlos. En cuanto a la novela de McCarthy, cuyo título no recuerdo, era tan buena que me resultaba casi insoportable; hay libros así. Mi escritura empezó a verse influenciada por la suya, de modo que tuve que dejar el libro y jamás lo retomé. Me pregunto si a otros escritores les sucede lo mismo.

Mañana lady G. nos lleva a comer al centro de Roma, después de conseguir el permiso del hospital. Será un ensayo para el viaje de regreso a Londres. Me muero de ganas de comer *spaghetti alle vongole* y beber una copa de vino, la primera en seis meses.

17/06/2023

Hospital Chelsea and Westminster, Londres

Ya estoy de vuelta en casa, o al menos de vuelta a mi ciudad. Mi verdadera casa, el lugar en el que he pasado la mayor parte de mi vida anterior al accidente, todavía queda un poco lejos.

El viaje.

Era mi primer viaje como inválido. Sentado en la silla de ruedas, en el aparcamiento exterior del hospital de Roma, acompañado por Carlo, Kier, Isabella y lady G., se me encogió el corazón. Vi que habían traído lo que parecía una furgoneta de carga para recogerme y trasladarme hasta el aeropuerto. Tenía un aspecto desvencijado y viejo y, lo que es peor, era un poco pequeña. El conductor colocó una inestable rampa, se puso detrás de mí e intentó empujarme hacia dentro. Nadie me ha descrito nunca como una persona alta, pero era obvio que no iba a caber ahí. Mi cabeza no entraría bajo el techo de la furgoneta.

El día anterior me había extrañado que Isabella insistiera en medirme dos veces, tal vez fuera para mi ataúd. En fin, lady G. e Isabella se pusieron a discutir si quitar el cojín que llevaba debajo del trasero para reducir mi altura, pero sacarlo conmigo encima era imposible. No había manera de entrar en esa furgoneta sin dañar seriamente el vehículo o mi cabeza.

Al final mandaron una furgoneta más grande, que nos llevó hasta el aeropuerto. Si estás inválido, te suben el primero al avión; estar ahí metido es, como podéis imaginar, una auténtica pesadilla. Tuvimos un retraso de casi dos horas antes de despegar y después pasamos otra hora atascados en la pista en Londres.

Tuve que esperar a que todos los pasajeros desembarcaran y, como iba en un asiento de pasillo en primera fila, muchos de ellos me rozaban al pasar y me miraban con pena. Después me bajaron del avión por el otro lado, en una especie de carretilla motorizada.

Cuatro horas después cruzábamos en un taxi por el paso elevado de Hammersmith; yo quería ir a casa y no a otro hospital, pero no tenía elección. Estuve a punto de llorar.

En el nuevo hospital nos tuvieron en urgencias hasta bien entrada la tarde; había pacientes esperando con evidente desesperación y otros claramente borrachos o mal de la cabeza, que corrían arriba y abajo por los pasillos perseguidos por el personal de seguridad.

Ahora estoy en la cama de una pequeña habitación de este hospital. Es un edificio bastante nuevo, pero ya parece anticuado, con un aire como de centro comercial de los noventa. Los enfermeros sonríen y son amables como en Italia. Pero allí todo el mundo era blanco. Aquí los únicos rostros blancos que veo son los de Isabella y mis amigos. Los acentos son muy diversos. Muchos de los médicos y enfermeros son indios llegados hace poco a Reino Unido para reforzar el Sistema Nacional de Salud (el NHS) después del Brexit. También hay africanos, afrocaribeños, tailandeses, filipinos, irlandeses, polacos y demás. La única persona aquí que habla un inglés estándar de clase media soy yo. Un tono que aprendí por mí mismo a los veinte años, después de criarme hablando pseudocockney en las afueras del sur de Londres, una zona llena de *eastenders* que tuvieron que abandonar su vecindario después de los bombardeos del Blitz.

Mi habitación está en la planta psiquiátrica; debo permanecer aislado porque en Italia pillé una bacteria intrahospitalaria resistente a los antibióticos. La familia puede visitarme, pero me han dicho que no puedo salir de la planta ni de la habitación porque, por lo visto, soy un peligro para otros internos.

Los pacientes de psiquiatría son ruidosos por las noches y lanzan gritos angustiados; muchos intentan fugarse en pijama y hay que sujetarlos a la cama.

Tengo la moral por los suelos. Hacía tiempo que no estaba tan deprimido. Mi salud no mejora. Voy a peor. Como estos últimos días no he tenido ninguna sesión de fisioterapia, noto las manos más rígidas que antes y las piernas petrificadas.

Hay una rotación de amigos —varios escritores, un director de cine, un actor, una chef televisiva— que me visitan a lo largo del día hasta última hora de la tarde y me tienen entretenido. Me da miedo estar solo y también agotar las reservas de buena voluntad de los demás.

Me han dicho que puedo dar paseos fuera del hospital si llevo una mascarilla. De modo que salimos a la calle; Isabella empuja una inestable silla de ruedas que no tiene reposapiés y en la que continuamente me caigo hacia delante. A Isabella le aterroriza la posibilidad de que la silla se vuelque en mitad del tráfico.

Se asusta todavía más cuando oye que estoy planeando fugarme mañana. Después de desayunar, me colocarán en esta silla y saldré de la planta de psiquiatría, tomaré un taxi y me iré a casa, de vuelta al lugar que dejé hace seis meses para unas vacaciones navideñas. Isabella está justificadamente inquieta ante mi disparatado plan, pero se me ha metido en la cabeza y no pienso desistir.

Tras una noche de insomnio, paranoia y ansiedad, he decidido abandonar el plan de visitar mi casa. Sería demasiado complicado y estresante para ambos. Llamo a mis amigos y se reúnen a mi alrededor para escuchar mi escalofriante relato de insomnio y angustia. También tengo sudores fríos; apenas he comido desde mi llegada aquí. Siento náuseas casi todo el rato. No logro superar esta pérdida de mi vida pasada. Necesito a mis amigos más que nunca y no quiero que me abandonen.

27/06/2023

Intentamos mantener una rotación de visitas, desde las diez de la mañana a las nueve de la noche, de manera que esté siempre acompañado por alguien. Isabella se pasa aquí el día entero, pero cualquier visitante es bienvenido, ya que me distrae de la sensación de estar atrapado.

El visitante ideal se queda como mínimo una hora. Mis preferidos son los egocéntricos, los que se ponen a hablar de sí mismos y traen hasta mí el mundo exterior. Como ya no soporto leer los periódicos, ver la televisión o escuchar pódcast, mi único entretenimiento es la gente. A veces mis visitantes ponen voces y hacen imitaciones: cualquier cosa es bienvenida si sirve para olvidarme de todo lo que he perdido y de las dudas sobre si recuperaré algo de ello.

Algunas personas solo vienen una vez, para echarme un vistazo y presentarme sus respetos. Otras acuden a diario; esas son mis favoritas. Están las que se quedan un buen rato y las que desaparecen a toda prisa porque tienen hora en la peluquería. Cuando se marchan rápido me entristezco, porque no sé cuándo voy a volver a verlas, y me inquieta que quede un hueco entre un visitante y el siguiente.

Un amigo que está más sordo de lo que quiere admitir se sienta con la cabeza entre las manos, más o menos en completo silencio, y me hace sentir tan malhumorado como él. Otro visitante está más hundido que yo e intento animarlo. Mis hijos vienen casi todos los días, pero normalmente se quedan poco rato, y uno de ellos anda disgustado porque sigo enfermo. Pero me encanta escuchar sus andanzas. A veces estoy tan por los suelos que apenas puedo hablar.

Llevo aquí más tiempo del que me esperaba. La burocracia es desesperante. Al NHS no le gusta acceder a ninguna de mis peticiones, se niegan a dejarme ir a casa durante el día, o a trasladarme a otra planta en la que se oigan menos gritos. Algunos de los médicos disfrutan comunicándome malas noticias, sobre todo en relación con la bacteria intrahospitalaria. Cuando tienen que tocarme, los enfermeros van ataviados con un EPP completo. Es como si yo fuese un objeto tóxico, aunque no soy contagioso. Un médico ha confirmado que probablemente pillé la bacteria en Roma, y que el setenta y cinco por ciento de los enfermeros son portadores, aunque no les han hecho ninguna prueba.

Hay reglas y protocolos que deben seguirse. Vino a verme una alegre psicóloga y no tardé en dejarla sin argumentos. Al fin y al cabo, mi depresión la provoca la realidad, no algo imaginario o del pasado. Pasado un rato, en un intento de aportar algún consejo útil, me sugirió que contratase un asistente personal. También me dijo que, cuando volviera a casa, debería comprarme un perro capaz de recoger cosas para mí con los dientes, como el móvil o la cartera. Le dije que ya tenía un perro, pero que es más propenso a despedazar las cosas que a recogerlas. Los psicólogos y psiquiatras de los hospitales son, en general, inútiles. Tienen pocos consejos que dar, y su única respuesta ante la mayoría de las situaciones es ofrecer al paciente antidepresivos.

Siento náuseas a todas horas, y sospecho que se debe al estreñimiento. Los enfermeros no paran de preguntarme si ya he hecho de vientre. Estoy planteándome escribir un cuento titulado «¿Has hecho de vientre?». Estoy seguro de que sería un exitazo. Solo soy capaz de hacer de vientre con la ayuda de un enema, que me ponen dos veces por semana, y solo puedo mear con ayuda de una sonda. Pronto tendré un agujero en el hueso púbico para poder mear directamente en la bolsa y no a través del pene.

Las náuseas continuas significan que apenas como. A lo sumo media tostada, una taza de té, un poco de chocolate, un trozo de melón y unos bocados de macarrones con queso. Los amigos intentan tentarme con platos deliciosos. Pero toda la comida me sabe igual: acartonada y difícil de tragar. La dejo en la boca demasiado tiempo. No tengo apetito. Ni libido. Mi batería está agotada.

Una vez al día voy al «gimnasio», una sala pequeña y lúgubre alejada del pasillo principal de la planta. Está mal equipado y es muy oscuro en comparación con los gimnasios del Santa Lucia. Esto es el NHS. Pero los fisioterapeutas son afables y entusiastas. Intentan ponerme en movimiento. Me levantan sin la ayuda de poleas ni aparatos, sirviéndose tan solo de sus manos y sus cuerpos. El gran premio es ver el skyline de Fulham y Chelsea desde la ventana. A mi derecha descubro un armario con un cartelito en el que pone: COMPONENTES DE SILLAS DE CIRCO Y MULETAS.

Las noches son lo peor. Suelo quedarme dormido entre las nueve y las diez y me despierto hacia las cuatro, con pensamientos horribles y sensación de desamparo. Me resulta imposible desconectarme. Si tengo suerte, logro dormir hasta las siete. Paso la mañana solo, hasta que llega Isabella a mediodía. Antes de marcharse a última hora de la tarde, llama por mí a David de Bromley, que vive en Canadá, y charlamos hora y media. Tiene una voz grave y sonora y cuenta historias muy amenas que me levantan el ánimo para la noche. Lo llamamos el Scheherazade de Bromley.

Me he vuelto a despertar. Son las dos de la madrugada. Un paciente está gimoteando y otro golpea la mesa con una cuchara. Desde mi cama veo a un minusválido medio desnudo que se arrastra por el suelo tirando de una bolsa de orina. Después, un paciente con pinta de zombi que suele acercarse a la puerta de mi habitación, entra, se planta junto a la cama y se queda mirándome con aire ausente, hasta que decide largarse. Por la mañana, los enfermeros cierran mi puerta y corren las cortinas alrededor de todas las camas de los pacientes. Así es como me entero de que van a sacar el cadáver de alguien que ha muerto durante la noche.

Tengo que salir de este sitio. Pero antes de plantearme seriamente volver debo arreglar mi casa. En Roma no estaba deprimido porque soñaba con mi regreso a Londres. Ahora que estoy aquí, todo es hostil y decepcionante; siento que vivo en un mundo irreal.

02/07/2023

He perdido el apetito. No me entran más que dos o tres trozos de melón o de *pain aux raisins*. A veces tomo un poco de chocolate o una bebida proteínica, y a lo largo del día voy dando sorbos de agua.

Mis trastornos biliares me provocan vómitos. Cuando veo a mis hijos zampándose esos sándwiches enormes de salmón y queso crema, me deja boquiabierto que sean capaces de tragar tanto. Toda la comida me da asco; no hay ningún sabor apetecible. He perdido el interés por todos mis antiguos apetitos.

Hace unas semanas, David de Bromley empezó a escribir largas cartas sobre la vida en Beckenham en los años setenta: las ocasiones en que se cruzaba con David Bowie en cafeterías de la zona y el verano en que se fue a Italia en moto para encontrarse con un gay vestido de cuero al que había conocido en un taller mecánico de Penge, que lo había invitado a vivir y trabajar en Perugia, en un castillo medio en ruinas. Cuando, ya en Italia, el hombre se percató de que David no iba a follar con él, se lo pasó a una mujer mayor a la que le gustaban los chicos jóvenes.

La gente dice que la escritura y otras formas de expresión artística son catárticas, pero a David le está resultando perturbador y desconcertante pensar en lo que significan hoy para él esos importantes acontecimientos de su pasado. Cada día me manda una nueva entrega, Isabella me la lee y, cuando se marcha del hospital, lo telefoneo para comentarla a fondo. Está pensando en convertir las cartas en una obra narrativa.

Nuestras conversaciones le ayudan a repensar lo que creía asimilado, y eso le permite desarrollar su autoconocimiento. Para mí es un placer volver a mi faceta profesoral. De modo que este es un buen ejemplo, y además práctico, de alguien que se sirve de la creación artística para abordar su propia experiencia desde otra perspectiva. No podría hacerlo solo. Es la presencia de al menos otra persona la que lo vuelve posible. Estas conversaciones siempre me animan antes de la larga, angustiosa y desoladora noche. Yo le ayudo y él me ayuda a mí.

Como estoy deprimido y enfermo, no es de extrañar que mi libido haya fenecido. Descubrí en Roma que los médicos me estaban administrando una pequeña dosis de antidepresivos, que yo no había pedido ni quería tomar. En este nuevo hospital han doblado la dosis, pues hasta ahora no había notado apenas ningún efecto. He preguntado entre mis amigos y resulta que al menos la mitad de ellos han tomado, o toman, antidepresivos. Algunos dirigen instituciones muy importantes bajo sus efectos. Un amigo, al que pasada la medianoche le invaden pensamientos negativos, lleva veinte años tomándolos y no tiene la más mínima intención de dejarlos. La gente me pregunta cuál tomo yo, pero nunca logro recordar el nombre ni sé pronunciarlo. Siempre los había rechazado, porque ya dispongo de mi propia sanación a través del psicoanálisis, con el que sigo una vez por semana, por teléfono. Un amigo me dijo: «Los antidepresivos te permiten ir a la fiesta y el psicoanálisis te ayuda a disfrutarla una vez allí». Pero yo los evitaba porque no quería jugármela con el cerebro, del que dependo para trabajar. Ahora esas reticencias han quedado atrás. Estoy sufriendo más de lo que merezco.

No puedo creerme que lleve tres semanas internado en una planta psiquiátrica. Es peor que un chiste malo. Los llantos y los gritos son perturbadores. Antes disfrutaba de una vida feliz; gozaba de toda la suerte del mundo. Ahora todo se ha desmoronado.

He dejado la ficción por la conversación. Ya no soy capaz de inventar historias para ganarme la vida; lo veo demasiado artificioso en esta situación absurda que estoy viviendo. Es en circunstancias como esta cuando uno descubre quiénes son sus verdaderos amigos. Ojalá hubiera sido más amable en el pasado; si se me concede otra oportunidad, lo seré.

Ya es verano y estoy sentado a las puertas del hospital con un calor de mil demonios, compartiendo un vapeador con Sachin. La escena, en esta calle bulliciosa, parece sacada del *Infierno* de Dante: los enfermos del hospital en sus sillas de ruedas, algunos con el gotero, otros con muletas, con la ropa hospitalaria, muchos de ellos fumando, algunos bebiendo, todos con mal aspecto.

Después me lleva a dar un paseo. Sachin, que está fuerte, empuja la silla por Fulham Road y hacemos un recorrido lleno de baches por el corazón de South Kensington. A él le gusta comer en restaurantes de por aquí, y le digo que a mí estas calles me traen recuerdos de mis tiempos de bebedor en los setenta, cuando esta zona era más peligrosa y bohemia. Vemos a niñeras con cochecitos, criadas filipinas paseando perros y jardineros y operarios trabajando. Mientras paseamos, comentamos la fastuosidad de los edificios que nos rodean, la mayor parte de los cuales parecen vacíos y probablemente sean propiedad de millonarios extranjeros.

Estoy teniendo un montón de pequeñas disputas con la jefa de enfermería sobre si puedo o no tener la puerta de la habitación abierta. Sufro claustrofobia, ataques de pánico, y odio sentirme atrapado. La enfermera se empeña en que la puerta ha de estar cerrada. Me resulta complicado pelearme, porque tengo náuseas y estoy débil, sobreviviendo a base de trozos de fruta y yogur. Los médicos no han sido capaces de solucionarme este problema, que puede deberse a la combinación de medicamentos que tomo. Intento forzarme a comer, pero cuesta mucho porque todo me sabe horrible. La herida donde tenía el catéter supura, de modo que es posible que haya una infección. Estoy esperando los resultados. La única buena noticia es que parece que en los próximos días me van a trasladar a un centro neurológico mejor, en el hospital de Charing Cross, que queda más cerca de mi casa y de mi familia.

Sachin insiste en recordarme que viene a visitarme gente muy interesante. En mi habitación, convertida en tertulia de café, los amigos participan en jugosas discusiones sobre política, comida, sexualidad, hospitales y otros asuntos varios. Pero a mí me cuesta. Sachin cree que recordaré esta época como un periodo fascinante y todo el sufrimiento cobrará un sentido, pero en estos momentos no consigo verlo así.

19/07/2023

Hospital Charing Cross, Londres

Dejé atrás el anterior hospital hace unos días, y fue un alivio. Aquello era un manicomio, ruidoso y trágico. Me trasladaron en ambulancia a otro hospital a quince minutos, con una planta de neurología especializada en pacientes con lesiones medulares.

Mi nueva habitación es pequeña, gris y lúgubre. En la pared que tengo delante hay colgado un televisor que no funciona, pese a los esfuerzos de Sachin. El panorama a mi izquierda es mejor; estoy en un piso alto y se ve el cielo. Cada dos minutos pasa un avión que cruza la ventana de lado a lado camino de Heathrow. Imagino a los pasajeros recogiendo sus pertenencias y preparándose para desembarcar, y me pregunto si volveré a tomar un avión alguna vez en mi vida.

Estoy débil y con la moral por los suelos, y sigo haciendo esfuerzos por comer a pesar de las náuseas. El médico solicitó una radiografía abdominal que demostró que estoy cargado de mierda y muy estreñido. Un enfermero me introdujo el dedo por el ano tratando de desembozarme, lo cual me provocó un dolor que me duró toda la noche y me impidió dormir. Hay gente que paga un pastón para que le metan el dedo por el culo. Dos de mis visitantes han hecho el mismo chiste.

Sigo hablando con mi psicoanalista por teléfono. Después de treinta años de sueños y silencios, hemos intimado. Le digo que lo quiero mucho y le pregunto si vendrá a visitarme. Me dice que debo comer pese a los ascos y parece creer que voy a ser capaz de sacar fuerza interior, que no voy a rendirme, que es lo que a menudo creo que estoy haciendo.

Ayer recibí la visita de un buen amigo y estábamos chismorreando tan felices cuando una medio desconocida entró en la habitación. La reconocí, pero no tenía ni idea de cómo se llamaba. Por suerte se presentó dando su nombre. Es una mujer con la que me cruzaba en el supermercado y en Brook Green, donde solía pasear al perro. Se enteró por un productor de cine amigo mío de dónde estaba ingresado, fue primero al anterior hospital y allí la redirigieron aquí. Hablamos de cine y política, y después se marchó a su clase de pilates. Fue raro recibir la visita de alguien a quien apenas conozco en un entorno tan íntimo, en pijama y sin muchas ganas de hablar. El amigo que estaba conmigo se molestó en mi nombre y dijo que la mujer debería haberme llamado o mandado un mensaje antes, pero no creo que tuviera mi número. Me entró la duda de si esa mujer estaba siendo amable o la movía la curiosidad. No me preguntó mucho sobre mí. Pensé: no soy un espectáculo.

Aquí hay mucha tranquilidad y por las noches, un silencio sepulcral. Cuando oscurece me pongo Radio 4 y me tomo las pastillas para dormir. Trato de no pensar en mis desgracias, incluso cuando se me acumulan. Hay más cosas que no funcionan bien en mi cuerpo: con cada nuevo examen descubren un nuevo problema, lo cual me preocupa. ¿Saldré alguna vez de esto, o voy a morir aquí? Se me pasa por la cabeza acabar con mi vida con una sobredosis de medicamentos. Sería un alivio. La otra noche le comenté a David de Bromley que era como si me hubieran elegido para martirizarme; alguien ha cometido un error y ha seleccionado a la persona equivocada; seguro que se dan cuenta de la injusticia, acaban con esta farsa y puedo volver a mi vida normal. Pero sé que no se trata de un error; es la realidad y me está pasando a mí.

He cruzado una puerta y no hay vuelta atrás. Es mi destino. Pero al menos estoy vivo, aunque encerrado en esta habitación gris, aterrorizado de quedarme solo. Asustado. Herido.

23/07/2023

Sachin me lleva fuera del hospital y salimos al sofocante calor. Le pido que me baje la visera de la gorra para protegerme los ojos del sol. A la izquierda hay un desolado aparcamiento; delante, un mísero tramo peatonal entre dos estanques mugrientos. Desde aquí se aprecia que el hospital se está desmoronando: hay alambres y paneles colgando, y el edificio necesita una profunda reconstrucción. Dentro, los ascensores son un caos y a veces no funcionan. Fuera, las puertas giratorias a menudo se quedan bloqueadas. La junta no acaba de tomar la decisión de si tirar el edificio abajo o reformarlo. Como además los internos están en huelga, no es difícil ver todo esto como un símbolo más de la decadencia británica.

Mi hijo me empuja por Fulham Palace Road, en pleno atasco. En la silla de ruedas me siento frágil y vulnerable. La gente literalmente baja la cabeza para mirarme. No me puedo creer que no sepan lo que significa despertarte cada mañana y encontrarte con que no puedes utilizar las manos, lo desolador que es esto.

Entramos en una barbería en la que un afable sirio me afeita y me corta el pelo. Mi aspecto impresiona; me veo delgado, o directamente demacrado. Tengo los ojos y la nariz más grandes que antes. Pero al menos estoy cagando triunfalmente después de tomarme un cargamento de laxantes, y me ha vuelto el apetito. En el almuerzo he tomado un sándwich de halloumi, que es más de lo que he comido en todo este tiempo desde que volví de Italia. Me siento más animado.

Este lugar supone sin duda una mejora. Es más tranquilo. No ves a personas medio locas arrastrándose por los pasillos, aunque hay también algún que otro chiflado. Como un tipo con una lesión grave que, a pesar de que apenas puede caminar, anoche se las apañó para destrozar su habitación mientras insultaba a los enfermeros, y el personal de seguridad tuvo que reducirlo. Me paso la mayor parte del día agotado y me voy a dormir temprano, con miedo a mis sueños; me despierto hacia las once de la noche y, víctima del insomnio, escucho en audiolibro la soberbia *Dinero* de Martin Amis. Sigue siendo tan divertida y cafre como la recordaba. Ayer, hacia la medianoche, dos enfermeros de origen africano me estaban cambiando la ropa mientras escuchaba *Dinero* en mi Alexa. Había llegado a ese momento del libro en el que John Self, el protagonista, decide intentar violar a su novia. Es una escena cómica y desagradable que no ha envejecido bien, pero que nos recuerda lo transgresora que podía llegar a ser la literatura. Los enfermeros estaban cada vez más horrorizados a medida que el lenguaje se hacía más salaz; me sentí incómodo y tuve que apagarlo. Vaya con la literatura.

Sigo recibiendo visitas de mis amigos casi todos los días; unos aparecen temprano; otros, tarde, y los hay que en cualquier momento. En alguna ocasión llegan a juntarse hasta cuatro a la vez en mi cuartucho, personas que en otras circunstancias nunca se encontrarían. Carlo dice que mi vida no es tan insustancial porque considera que tengo amigos interesantes: escritores, intelectuales, artistas, periodistas, directores, gente de la televisión y demás. La élite liberal entra y sale de aquí, se cruzan unos con otros, se apoyan en la pared, buscan una silla, se sientan al borde de la cama, comen chocolate y, por las tardes, *papadams*, hablan de libros, de vacaciones, de sus hijos y del desplome del Gobierno tory. Por lo que parece, he conseguido montar aquí un auténtico fiestón, pero como no me dejo animar, apenas lo disfruto.

Prefiero que Carlo esté aquí conmigo cuando viene gente, porque yo no estoy en disposición de avivar las conversaciones. Él tiene muchas cosas que contar y le gusta hablar. Hasta hoy, que he empezado a comer de nuevo, estaba demasiado débil como para decir gran cosa. Me cuesta un montón hacerlo. Ahora empiezo a notar que me vuelven las fuerzas. Pero cuanto más fuerte me siento, más consciente soy de la realidad de mi situación.

Las vacaciones es el tema que más detesto, porque la gente dice cosas como «me voy un par de semanas a la Toscana, pero a la vuelta pasaré a verte». ¡Dos semanas! Dan por hecho que dentro de dos semanas yo seguiré plantado en esta habitación de mierda con mi pañal, y lo cierto es que tienen razón. La de noches que me quedan por pasar aquí. No me voy a ir a ninguna parte. No es de extrañar que esté por los suelos. A la mierda todos ellos, sus vacaciones y su puta felicidad.

Por la noche, alrededor de las diez y media, entran los enfermeros, encienden las luces y me dan la medicación. Si he cagado, me limpian y me cambian. Cada noche manejan mi cuerpo y me dan la vuelta personas desconocidas. Ya ni siquiera es humillante. No me queda ni un resquicio de dignidad. Lo que me inquieta es estar rodeado de desconocidos; los enfermeros se conocen entre ellos y a menudo conversan mientras trabajan. Son amables y profesionales, pero rotan mucho, de modo que nunca llego a conocerlos bien.

Para mí, una persona que se ha pasado la vida haciendo lo que le da la gana, es desconcertante estar ahora con esta camisa de fuerza, haber perdido mi autonomía e independencia.

Lo que quiero es volver a casa, aunque sea unas horas, pues vivo a solo quince minutos del hospital. Podrían dejarme salir durante el día. No he visto mi casa desde las vacaciones de Navidad.

29/07/2023

Vino un amigo con fotografías en un sobre. Sacó una: aparecía yo, se tomó en Cork en 1993. Estoy en una firma de libros, entregándole a alguien un ejemplar en rústica de *El buda de los suburbios*. Llevo una chaqueta Levi's y un fular de Paul Smith, que todavía conservo. Llevo el cabello negro y largo, recogido detrás de las orejas. Me da la luz en la cara, de tez suave y con aires de duendecillo. Tengo treinta y tantos.

Sin preguntarme, mi amigo cuelga la foto en la pared de enfrente. No estoy seguro de querer tenerla ahí, pero ahí está y ahora mismo la estoy mirando. La gente entra y pregunta sorprendida: «¿Eres tú?». Ahora soy un hombre demacrado, sin afeitar, con el cabello revuelto y, como nos sucede a todos, apenas me parezco a la persona que fui en el pasado. Esa foto es un recordatorio de todo lo que he perdido.

Estos días paso más tiempo en la cama que en la silla de ruedas debido a una fisura en el ano, que el enfermero identificó después de inspeccionarme con una linterna y una cámara. Me dan morfina líquida para aliviar el dolor y trato de encontrar la postura en que menos me duela.

Cuando sientes dolor, no puedes pensar en otra cosa. Qué deprimente es todo. Miro la foto y me doy cuenta de que no hay vuelta atrás. Vienen mis hijos y me dicen que todo esto por lo que estoy pasando, todo este sufrimiento, es temporal. Es un grato recordatorio.

Esta mañana, en la cocina de mi planta, participo en un ejercicio de fisioterapia grupal con otros cuatro pacientes. Como estoy en una habitación individual, rara vez veo a otros pacientes. Nos sentamos alrededor de la mesa y jugamos con piezas geométricas y otros juguetes infantiles. Una de las mujeres es joven, de unos treinta años, hermosa, con cierto aire a Jackie Kennedy. Apenas puede hablar o utilizar las manos. Los cuatro fisioterapeutas se muestran muy animosos, de forma exagerada, nos hablan con parsimonia, con un entusiasmo forzado, como si estuvieran presentando un programa infantil. En contraste, los pacientes parecen aturdidos, como si fueran incapaces de creerse su desgracia. Su tristeza es palpable. Me alegro de haber estado con ellos, aunque no habláramos entre nosotros. De pronto Jackie Kennedy rompe a llorar y tienen que sacarla de allí.

Aparece Sachin y le recrimino llegar tarde. Mi familia y los amigos íntimos han montado un sistema de relevos para que no me quede nunca solo durante el día . Pero a veces hay huecos, que no me gustan nada porque cuando estoy solo me invaden los pensamientos oscuros. Mientras me da de comer, Sachin dice: «Espero que no tengamos que hacer esto durante el resto de tu vida». Me miro las manos blanquecinas, que no han mejorado gran cosa, y le respondo: «Pues me temo que sí».

Carlo me asegura que estoy haciendo progresos; tengo las piernas más fuertes y el fisioterapeuta ya nos ha avisado de que los brazos vendrán después, cuando haya ganado fuerza en la zona abdominal y los hombros. Me dice que tengo todo el derecho del mundo a verlo todo negro, pero los médicos y los fisios son más optimistas que yo.

Cuando Carlo y Sachin iniciaron sus carreras como guionistas, los tres, en diversas combinaciones, paseábamos por el oeste de Londres cada tarde hablando de narraciones, estructura y cómo triunfar en la industria. Empezábamos con una idea o una imagen y tirábamos de ella, la desarrollábamos, hasta que empezaba a tomar forma. Era divertido y gratificante; nos lo pasábamos muy bien juntos. Todavía sigue siendo así.

Nunca quise limitarme a ser un mero guionista. Lo que me gustaba era la libertad de trabajar en diferentes formatos. Cuando me bloqueaba con el guión de una película, escribía un cuento, y después me ponía con un ensayo o con una novela corta. Ser solo guionista significa depender por completo de la industria, de otras personas. Cuando escribía para el cine, solía hacerlo para directores muy concretos: Stephen Frears, Udayan Prasad, que filmó *Mi hijo el fanático*, una película de la que estoy muy orgulloso, y mi amigo Roger Michell. Me puse a escribir el guión de esas películas sin un contrato firmado, sabiendo con casi total seguridad que se harían, que no acabaría siendo una pérdida de tiempo, como sucede hoy con la mayoría de guiones.

Toda mi vida he tenido la suerte de ganar dinero suficiente, pero en ocasiones la situación ha sido algo precaria. Hubo épocas en los años ochenta en las que fue posible ganar sumas elevadas escribiendo novelas, y gracias a eso pude comprar una casa. No estoy seguro de que mis hijos vayan a tener la misma estabilidad, y me preocupa. Buena parte de los hijos de mis amigos han acabado ejerciendo la misma profesión que sus padres. Me alegró que mis hijos encontraran lo que querían hacer con sus vidas, algo con sentido, algo que les proporcionaba un rumbo y un propósito. Pasar un día detrás de otro echado en la cama de un hospital es como estar en un trabajo horrible; perdiendo el tiempo, esperando que corran los minutos.

05/08/2023

Un conocido de derechas viene a verme, solo nos habíamos visto una vez, durante la pandemia. Nos caímos bien y nos hicimos amigos de inmediato; me gusta su conversación, que siempre es amena e informativa. Me explica que el problema con Rishi Sunak es que tiene una voz demasiado aguda. No resulta convincente como líder. Le digo que me lo imagino perfectamente con bata blanca, detrás del mostrador de una farmacia, recomendando cremas para hemorroides. Mi amigo dice que los políticos con voces graves son mucho más creíbles. Es una desgracia para la gente de izquierdas que Keir Starmer suene robótico y mecánico, como si estuviera recitando la carta de un restaurante. Mi visitante comenta que los hombres con voz grave son los mejores seductores. Dice que la voz de David Beckham debilita su masculinidad, aun así considerable. Después, mientras trato de dormirme y me desvelo más o menos cada veinte minutos preguntándome si el reloj se ha parado, pienso en todo esto. El actor Brian Blessed, célebre por su voz atronadora, debe de sacarle mucho provecho, debe de ser todo un máster del universo.

Mi familia y yo hemos estado planeando una escapada a casa este fin de semana. Pero el enfermero insiste en que primero debería inspeccionarla un fisioterapeuta y asegurarse de que el lugar es, según sus palabras, «seguro» para mí y para mi silla de ruedas. Me pregunto si este tipo tiene derecho a decirme a dónde puedo o no puedo ir. No estoy secuestrado, no soy ningún prisionero.

A la mañana siguiente Isabella me saca del hospital en la silla de ruedas y recorremos Fulham Palace Road hasta la parada de autobús. Casi de inmediato llega un bus, se extiende una rampa e Isabella me sube por ella. Diez minutos después, estoy en Shepherd's Bush Road, donde nos esperan Tracey y Cairo. Es la primera vez desde el accidente que veo a Cairo, nuestro golden retriever, y me pregunto si me reconocerá; al fin y al cabo, él adora a todo el mundo.

Recorremos juntos la familiar calle hasta mi casa. Hace ocho meses que no la piso. No quiero alterarme, así que intento imaginar que vuelvo de unas largas vacaciones. Isabella y Tracey empujan la silla hasta dentro y Carlo se nos une. Por suerte, todo sigue igual, solo que ahora lo veo desde una perspectiva más baja. No tengo la visión de conjunto de antaño. La silla es incómoda, y sé que no voy a aguantar mucho antes de sentir la necesidad de volver a la cama del hospital. Me alegra que Isabella haya vivido aquí desde nuestro regreso a Londres, aunque ha dejado que el jardín crezca demasiado. En otra vida, saldría con un machete a desbrozar, pero a ella le gusta así, para recibir la visita de zorros, pájaros y ardillas.

Comemos y nos sentamos todos juntos con el perro. Ojalá pudiera subir a mi estudio para echar un vistazo, y también al dormitorio, pero es imposible. Sentado en la silla de ruedas, al pie de la escalera, miro hacia arriba: es desesperante, no hay forma de que pueda subir a mi estudio. Evoco mis dos escritorios, uno frente a la pared y el otro frente a la ventana que da a la calle; pienso en mi biblioteca de psicoanálisis, en mi colección de libros sobre escritura creativa y en mi montón de plumas, y me pregunto si se las regalaré a mis hijos, ya que no voy a poder usarlas. Isabella dice que es demasiado pronto para hacer eso; no hay que rendirse.

Hablamos de qué reformas necesitará la casa para hacerla de nuevo habitable.

El domingo, Isabella y Kier me llevan hasta el Támesis, cerca del puente de Hammersmith, y paseamos junto al río hasta el River Cafe. He vivido en esta zona, alrededor de West Kensington y Barons Court, desde que era estudiante en 1976, y he recorrido este camino en bicicleta cientos de veces. Kier dice que recuerda que de niño daba largos paseos en bici conmigo, y no hace tanto Isabella solía pasear a Cairo junto al río. El perro era entonces más revoltoso y le gustaba darse un chapuzón en el Támesis. Siempre costaba convencerlo de que saliera del agua, cubierto de barro. En una ocasión, correteando por el parque Ravenscourt, tiró del hiyab de una mujer, se lo quitó de la cabeza y salió huyendo con él entre los dientes; en otra, le robó el bastón a un ciego. Sigue apropiándose de las pelotas de otros perros y es capaz de sembrar el caos durante la temporada de pícnics.

He empezado a tener unos sueños larguísimos, espeluznantes y enrevesados. Son como novelas. Un amigo me comentó que tal vez fueran un efecto de los antidepresivos. Anoche me desperté empapado en sudor frío y gritando como un poseso porque soñé que me devoraba una serpiente. Entró a la carrera un enfermero que, temeroso de que hubiera enloquecido, me preguntó dónde estaba, cómo me llamaba y quién era el primer ministro. Tuve que pensarlo un momento.

Mi psicoanalista estará encantado con el sueño, pero no con los antidepresivos, que detesta, porque considera que adormecen las emociones y disminuyen la capacidad de manejar nuestros recursos. Un psiquiatra que me visitó en el hospital me soltó con tono sarcástico: «Los psicoanalistas no saben nada de medicamentos». Estoy seguro de que muchos psicoanalistas dirían que los psiquiatras no saben nada de la mente.

Ahora mismo estoy librando una pequeña batalla con un enfermero del turno de noche que es demasiado entrometido. Cumple a rajatabla las normas y me ha dicho que tiene que despertarme a las seis de la mañana para lavarme y vestirme. Le he dicho un montón de veces que según el horario que está colgado en la pared hay que lavarme y vestirme a las nueve, pero no hace ni caso y se niega a consultarlo. Echa un vistazo al listado que lleva en el portátil –un voluminoso aparato que lleva siempre consigo– y anuncia que debe evacuarme digitalmente el culo para aliviar mi estreñimiento. A modo ilustrativo, menea el dedo con aire amenazante. Le digo que no quiero que ninguno de sus dedos se acerque a mi culo, pero él insiste en que es médicamente necesario.

Estas pequeñas batallas por la autoridad entre enfermeros y pacientes se dan a todas horas. Hay enfermeros que no soportan que los contradigan; al fin y al cabo, ellos tienen la experiencia y los conocimientos. Por otro lado, el paciente conoce su propio cuerpo y si, como es mi caso, lleva meses metido en hospitales, llega a saber muy bien qué enfermeros saben lo que se traen entre manos. A algunos les falta confianza, y a otros les encanta dejar claro que quien manda aquí son ellos. Si pasas las veinticuatro horas del día rodeado de enfermeros, calas enseguida el carácter de cada uno. Me pregunto si, de tener una voz más grave, me tomarían más en serio.

14/08/2023

En el hospital jamás se menciona el sexo. Ni rastro de bromitas, dobles sentidos o siquiera un cruce de miradas. Este lugar es aséptico en todos los sentidos. De las muchas cosas que he perdido a causa del accidente y la lesión medular, el deseo sexual es la menos relevante. Un amigo que sufre cáncer de próstata y no va a poder tener relaciones sexuales nunca más, me dijo: «Gracias a Dios estoy vivo, y cada día me alegro por ello. Con eso me basta».

Perder la sexualidad de la noche a la mañana, de un plumazo, es como perder uno de los sentidos. Algo que te ha gobernado y estimulado a lo largo de la vida desaparece de forma inesperada. No tener erecciones, no sentir excitación sexual ni tener ningún tipo de fantasía es verse despojado del motor que te ha impulsado, importunado y perseguido desde la adolescencia. Es una ausencia mayúscula, y muy desconcertante, además. Ahora contemplo la sexualidad desde otra perspectiva, como un espectador desinteresado. Me pregunto a qué viene tanto jaleo. ¿Por qué la gente arriesga su reputación por lo que ahora me parece una excitación tan irrelevante, insustancial, incluso? No es que no sienta ningún tipo de entusiasmo: lo siento, pero no por *eso*.

Para mí, intentar entender la sexualidad es como tratar de comprender los enigmáticos fetichismos de los demás: si alguien siente una desaforada pasión por los sombreros, los burros o los paraguas, a un observador ajeno puede parecerle inexplicable. Sin embargo, sabemos que mucha gente siente esas pasiones, y que son incurables, duran toda la vida; a menudo encontramos incluso sociedades enteras organizadas de forma inconsciente alrededor de estas pasiones. Ser esclavo de un fetiche, ser adicto a los zapatos de tacón de aguja, por ejemplo; pasarse la vida fantaseando y rodeándose de ellos, puede llegar a ser absorbente y destructivo. Y qué desagradable y dañino para el resto de sus relaciones. Ahora toda la sexualidad me parece así: extraña, casi ajena.

Muchos de mis cuentos, películas y novelas se estructuran en torno a las cautivadoras temeridades de la sexualidad: a su juego y su teatro, a personas que desean los cuerpos de otras personas. La sexualidad es, además, aparentemente irracional en comparación con otras fuerzas motivadoras como el dinero, la venganza y las aspiraciones sociales. Es un recurso maravilloso cuando un escritor quiere añadir algo más que una pizca de locura a sus personajes. Hay gente que siente un deseo sexual irrefrenable, pero solo por un tipo específico de sexo y por un perfil concreto de persona, y es capaz de sacrificar muchas cosas para conseguirlo, a veces incluso su propia vida.

Pero se puede vivir sin sexo; muchos lo hacen. Y cuando piensas en el poco rato que pasas en realidad teniendo relaciones sexuales –una minúscula fracción de vida, comparada, por ejemplo, con la que dedicas a ver la televisión–, resulta sorprendente la cantidad de ficciones dedicadas a relatar sus misterios y su poder. Ahora que estoy al otro lado, convertido en mero observador, sigue despertándome curiosidad, y no la perderé; pero he dejado atrás algo que antaño fue imperativo y, es más, me pregunto incluso por qué era importante, por qué significa tanto para tanta gente.

Estoy enfrente del hospital en mi silla de ruedas, contemplando extrañas criaturas con su extravagante vestimenta o su ropa de hospital, con sus tatuajes o cabello azul, con miembros amputados o pinta de locos, y me pregunto qué tipo de sexualidad gobernará sus vidas, si es que sucede tal cosa. Hay muchísimas personas, cientos, tal vez miles, apeándose ahora mismo de algún autobús o pedaleando con furia por la calzada. Pero alguien, donde sea y cuando sea, tiene que estar dedicándose al sexo, ya que la población mundial no deja de crecer, salvo en Italia.

A una amiga mía le gustaba tener relaciones sexuales a diario, al menos antes de tener hijos. Todos conocemos a alguien con pinta de no haberlas tenido en años; y especulamos sobre si las echan en falta o si se masturban al menos; y si lo hacen, con qué frecuencia. Tengo otra amiga, de mi edad, atractiva, que siempre va salida, y su marido quedó inválido en un accidente. Fue una situación difícil de asimilar, pero ha acabado por reconciliarse con la realidad; lo ama y lo respeta, y seguirá viviendo con él.

El sexo, claro, no es solo genital. ¿Quién es capaz de decir dónde empieza y dónde acaba? Pensemos en los besos, las caricias y el disfrute de los cuerpos de los demás; Pensemos en mirar y hablar, en susurrar y fantasear; todo eso son formas de sexualidad que están por todas partes y presentes todo el tiempo. Esos placeres jamás me serán negados, pero en estos momentos no ejercen sobre mí el mismo efecto de antaño. Si la sexualidad tuvo alguna vez una fuerte presencia en mi vida, esta ha desaparecido; es una ausencia extraña, una suerte de perplejidad por cómo era antes y lo que significaba.

Hay pocos lugares menos románticos que un hospital, donde las relaciones son básicamente funcionales y queda poco espacio para el disfrute. La mayoría de los días, Isabella viene a mi habitación y me da de comer. Por las noches, pide mi *dal* con arroz favorito del Palace Tandoori, donde a estas alturas ya la conocen. En nuestras estancias en Roma o bien comíamos en casa o bien íbamos en coche al centro y cenábamos en una terraza en algún sitio romántico, y después dábamos un paseo nocturno por la ciudad más encantadora del mundo, con un montón de cosas que ver en cada esquina.

Desde mi accidente, Isabella está destrozada. Le resulta casi imposible trabajar; le cuesta mucho concentrarse. Me siento responsable y culpable de su cansancio, cuando no agotamiento. Pero ¿qué puedo hacer al respecto? Vive sola en mi casa, lejos de su familia y amigos. Con lo juguetones que éramos. Si volveremos a disfrutar de algún tipo de picardía erótica es algo que en estos momentos no tiene respuesta. ¿Volveremos a vernos mutuamente como personas misteriosas e interesantes?

23/08/2023

«No se nos dan muy bien los grupos, ¿verdad, Hanif?», me dijo el fisioterapeuta.

Íbamos de camino a una cafetería cercana; cuatro pacientes en silla de ruedas, dos caminando, y tres fisioterapeutas.

Jackie Kennedy iba inclinada hacia un lado, gimoteando en silencio. Otro de los pacientes babeaba, y de los dos capaces de caminar, uno apenas decía unas palabras en otro idioma, que repetía constantemente junto con lo que parecía un piar de pájaros. Ese es el tipo que se presenta en mi habitación de madrugada. Probablemente para quejarse del volumen de la radio, pero como no habla, se queda mirándome sin más. Es aterrador.

Ahora la extraña caravana tuerce hacia el río, en Hammersmith, cerca del teatro Riverside Studios, donde trabajé a finales de los setenta y principios de los ochenta; un sitio que para mí fue una verdadera universidad y donde aprendí sobre teatro, danza y literatura, y confraternicé con escritores, directores, actores y productores.

Uno de los fisioterapeutas me pregunta: «Hanif, ¿has estado aquí alguna vez?». No sé qué decirle ni por dónde empezar. Me llena de melancolía acercarme de nuevo a este río, a este lugar en el que pasé parte de mi juventud disfrutando del paisaje e intentando convertirme en artista.

Hace un año no tenía ni la más remota idea de que mi vida se convertiría en un infierno. De modo que es muy razonable que ahora, sentado junto al río, me pregunte qué coño hago aquí y si lograré en algún momento salir de este infierno. Es desolador estar con el tipo de gente que me rodea, y de pronto yo soy uno de ellos, inclinado hacia adelante en la silla, con la cabeza colgando sobre los hombros, demasiado pesada como para sostenerla erguida. ¿De verdad este soy yo? ¿Esto es la realidad? Pues resulta que sí. Vivo en un hospital y no hay perspectivas de volver a casa en breve. Estoy esperando en una suerte de limbo hasta que me puedan trasladar al nuevo centro de rehabilitación.

Carlo está aquí sentado, en la octava planta, con gorra de béisbol, camiseta, pantalón corto y deportivas. Es apuesto, moreno y joven. Yo me escoro un poco en la silla mientras le dicto estas notas y contemplo los aviones que cruzan el cielo, y me vuelvo cada vez más impaciente e irritable.

El gimnasio de este hospital no está ni de lejos tan bien equipado como los de Roma. En cada planta del Santa Lucia había un excelente gimnasio con buenos fisios. Aquí, el gimnasio está a rebosar y los fisios trabajan en un lado con sus ordenadores, y los pacientes en otro. Los aparatos y el equipamiento son anticuados, insuficientes y algunos están rotos, pese a que estamos en la planta de neurología. Los fisios desaparecen y son reemplazados de continuo, y solo unos pocos parecen contar con la formación y los conocimientos de sus homólogos romanos. Por no hablar de que hay ejercicios que no puedo realizar la mayoría de los días y que son necesarios para mantenerme en funcionamiento. El hospital solo me concede una hora diaria de fisioterapia, de modo que por las tardes trabajo con un fisio privado que viene a ejercitarme en la cama, gracias a lo cual no me voy deteriorando. Me ejercita las manos, las piernas y el estómago, y luego, por mi cuenta, practico diversos movimientos en la silla de ruedas con Kier. Sé que es bueno para mí, aunque me queje, pero no tengo realmente claro si mejoro o solo me mantengo. En estos momentos apenas puedo hacer nada por mí mismo; sigo sin poder sostener la pluma, teclear, ponerme de pie o abrir un libro. Pero, por lo visto, los progresos son exponenciales; tengo que ejercitarme a diario. Supongo que se parece a escribir.

Es agónico ser yo. Siento el impulso de castigar a quienes me rodean, aunque sé que ninguno de ellos tiene la culpa de lo que me sucede. Sufrí un accidente, eso es todo, un hecho azaroso, sin ningún tipo de conexión con la lógica.

02/09/2023

En el arranque de una de mis obras de teatro favoritas, *La gaviota* de Chéjov, el personaje de Medvedenko le pregunta a la sensiblera Masha: «¿Por qué vas siempre de negro?». A lo que ella responde: «Estoy de luto por la vida». Si no recuerdo mal, nunca llegamos a averiguar por qué vida está de luto, pero es una frase que me ronda por la cabeza últimamente, puesto que también yo estoy de luto por mi vida. Es conmovedor, como una pieza musical.

Tenía una vida plena y placentera, y de pronto un día sufrí un accidente y esa vida se terminó. Al menos no morí, aunque faltó poco. Allí tirado en el suelo en Roma, rodeado de un charco de sangre, con Isabella arrodillada a mi lado, sentí que la muerte venía a buscarme; estaba convencido de que me quedaban apenas unos segundos de vida, y recuerdo sentir rabia por tener que morir de esa manera tan indigna, cuando yo estaría encantado de seguir viviendo, porque me quedaban montones de cosas por hacer. Era indignante, yo todavía no estaba preparado, eso fue lo que más me molestó. Pensé en mi querido amigo Roger Michell, que era más joven que yo y que, no hace mucho, se acostó y no se volvió a despertar.

Sigo existiendo de esta forma tortuosa, y no dejo de pensar en cómo vivía antes y en si podré recuperar algún día una existencia que se le parezca en algo. Hay literalmente una fractura, una ruptura, entre las dos partes de mi vida. Mentalmente, sigo viviendo en la primera, pero mi cuerpo, por desgracia, está en la segunda y mísera etapa.

Hace poco me hicieron una resonancia y parece que en el pasado había sufrido algunos pequeños infartos cerebrales. Le ocurre a muchas personas de más de cincuenta años; son comunes y no presentan síntomas. Esos miniderrames, como los llaman, no guardan ninguna relación con mi accidente, pero para mí son una preocupación más, ya que hay peligro de que puedan repetirse. En el hospital me propusieron hacer un test para valorar si mi capacidad mental seguía intacta. Eché un vistazo al formulario, que consistía en una sucesión de preguntas, imágenes y aritmética básica, y me pareció tan sencillo e infantil que me negué a hacerlo. De momento, todo indica que no he perdido la cabeza, aunque soy consciente de que tengo menos energía y hablo con más lentitud.

Una característica de los grandes dramas de Chéjov, en especial *El tío Vania* y *La gaviota*, es que abordan el tema de la amistad; sus obras están llenas de personas que pasan el tiempo juntas, aunque no sea por propia voluntad, o no se caigan demasiado bien la una a la otra.

Durante el confinamiento escribí una pieza teatral, *The Spank*, protagonizada por dos amigos de mediana edad que se distancian por un pequeño incidente que tensa, pone a prueba y finalmente da al traste con su amistad. Se representó en Italia, hizo una gira por todo el país y fue un éxito. A modo de introducción a la edición en formato libro escribí un ensayo sobre la amistad en el que abordaba cómo se pone a prueba, se lleva al límite y, por último, se rompe un vínculo. En mi actual situación, las amistades se ponen a prueba de nuevas formas.

Llevo desde el día de San Esteban viviendo en hospitales, lo cual es una situación de lo más inusual. Durante mi adolescencia, mi padre enfermó con frecuencia por problemas cardiacos y pasó mucho tiempo hospitalizado. Yo lo visitaba a menudo, pero me ponía a leer el periódico. Me resultaba insoportable ver tan hundido a ese hombre al que admiraba y consideraba fuerte y poderoso. Yo quería estar en otra parte, viviendo la vida de un adolescente, pero me sentía obligado a estar junto a él, y me sentía culpable si no lo hacía. Papá no había conseguido convertirse en el novelista que soñaba llegar a ser, cosa que lo deprimió y envolvió en pesadumbre a nuestra familia, y ahora era el turno del sufrimiento físico. Era demasiado que digerir para un chaval.

La mayoría de la gente vivirá alguna vez en su vida un ingreso hospitalario, pero es raro que alguien pase por lo que estoy pasando yo, hospitalizado durante meses que no parecen tener fin.

He descubierto que una planta hospitalaria es un ecosistema: enfermeros, fisioterapeutas, médicos, pacientes y visitantes están todos conectados; vienen y van; es una red llena de satisfacciones y conflictos. Un día del pasado mes de diciembre salté del mundo real a esta telenovela, en la que estoy inmerso desde entonces. Lo vivo como una tortura y un castigo; lo siento como un desmembramiento. En mi cabeza se convierte en un absoluto horror; mis amigos tienen que recordarme que es real, que existe la posibilidad de algún tipo de recuperación e incluso de futuro.

Ayer logré agarrar con la mano derecha una botella pequeña, aunque no pude sostenerla mucho tiempo. Esta mañana he aguantado quince minutos en pie en un elevador, y hasta he utilizado las rodillas para hacer fuerza y sostenerme. Es increíble lo que cuesta algo tan sencillo como andar cuando no eres capaz de hacerlo. Qué extraordinaria cantidad de actividad muscular se movilizar, por ejemplo, para dar cuatro pasos en un pub, acercarse a la barra y pedir una pinta de Guinness. Parece un logro espectacular cuando estás en el polo opuesto.

09/09/2023

«Vamos a echarle un vistazo a su pene», le dijo una doctora a otro médico. Ambos eran jóvenes y elegantes, y obviamente inteligentes. «¿Nos permite?»

«Sí, adelante, ningún problema», respondí. Y casi añadí: «Llevaba mucho tiempo esperando oír esas palabras».

La doctora hurgó en la parte delantera de mi pijama Paul Smith, lo desabotonó y dejó a la vista la frondosa mata de grisáceo vello público. Accedió al champiñón y se inclinó para observarlo de cerca.

«No», dijo tras una expectante espera, «no hay secreción, está bien.»

Qué alivio, pensé; por fin una parte de mi cuerpo que no está rota ni funciona mal. Aun así, no acabé de entender qué la llevaba a pensar que podía haber algún tipo de secreción en mi pene, y preferí no preguntárselo.

Antes de mi accidente, nadie me tocaba; con la excepción de Isabella de tanto en tanto, claro está, pero aparte de ella, nadie. Ahora, me mueven, me voltean, me pinchan y me palpan continuamente, y cuando digo continuamente quiero decir continuamente: día y noche. En los últimos meses han toqueteado mi cuerpo más desconocidos que en toda mi vida. Instrumental en los oídos, dedos en el culo, esponjas en los genitales, en los sobacos y por todos lados, luces en los ojos. Todo, en todas partes, a todas horas. ¿Cómo he pasado de ser un ciudadano particular a convertirme en un pedazo de carne de dominio público? Por supuesto que, como ya he apuntado antes, los enfermeros son afables; yo soy su trabajo y su responsabilidad, y están orgullosos de cómo se hacen cargo de mí. Lo veo en sus caras y oigo sus comentarios; su manera de expresarse es cuidándome.

Vivir esta vida es aún más difícil si a uno le da apuro que lo manoseen, si tiene un exceso de dignidad o teme ser humillado. Yo ya estoy humillado. Viene de muy lejos. No puedo hundirme mucho más, y tengo que colaborar con los enfermeros cuando tiran de mí, empujan mi silla o me dan la vuelta. Después de todo, a ellos no les avergüenza ponerme un supositorio, ver cómo cago y alabar mis esfuerzos: «Vaya, este es enorme» o «Hoy es un poco pequeño, pero seguro que mañana tenemos más suerte».

Debo seguir tomándome a broma todo esto; no hay más remedio, porque no soy ni un estoico ni un valiente, no estoy haciendo nada que se salga de lo normal, soy una víctima del destino.

Debo recordarme una y otra vez a mí mismo algo que me dijo Salman Rushdie en los primeros días de la fetua: que solo quedaba aprender a tener paciencia.

16/09/2023

Las mañanas son lo peor, si es que puede hablarse de una parte *peor* en todo esto. Todo en conjunto es horrible, aunque cuento con algunas distracciones relacionadas sobre todo con la presencia de personas. Pero es por las mañanas, cuando me despierto y empiezo a tomar otra vez conciencia de mi situación, un poco como Gregor Samsa al principio de *La metamorfosis* de Kafka, cuando me doy cuenta de que lo que me ha sucedido es real.

Al despertarme, mi cuerpo, después de toda una noche inmóvil, empieza a cambiar de postura. Mi primer movimiento tal vez sea un estremecimiento, durante el cual siento un fugaz espasmo, como si recibiese una descarga eléctrica. Noto que no controlo las manos ni los pies, que parecen objetos rotos y ajenos. No consigo moverlos como sería de esperar; es como si, en lenguaje coloquial, tuviera el cuerpo dormido.

Hace un año, nada más despertarme, sacaba las piernas de la cama, me ponía en pie y caminaba hasta el baño para el pis matutino. Mientras orinaba, disfrutaba de la vista de mi jardín, y de otros jardines y casas desde la ventana. De algún modo, es lo que deseo seguir haciendo, y no consigo aceptar el hecho de que jamás podré retomar esa rutina diaria. Es una idea que no soy capaz de soportar ni de encajar. De modo que para mí despertarme supone reincorporarme a una película de terror de la que, por un momento, pensé que había logrado escapar.

No puedo hacer nada por mí mismo. Dependo por completo de otras personas, que me atienden en todo cuanto quiero. Y diréis que menudo lujazo, pero a mí me gustaría prepararme yo solo una taza de té. A estas alturas ya no me da apuro pedir que me preparen uno, o que me rasquen la oreja. Antes sí; no soy de pedir ayuda, y me empeñaba en creer que los demás intuirían mis necesidades. Pero si en algún momento me pudo parecer que pedir algo era un incordio, ya está superado, porque no puedo hacer nada por mí mismo y el único instrumento que me queda son las palabras.

A menudo me pregunto si los demás están hartos de mis peticiones, o si los trato como si fueran criados a mi servicio. El otro día Sachin, que a menudo se harta de mí porque mi situación le resulta particularmente dolorosa y difícil de sobrellevar, estalló: «¡Papá, te pasas el día pidiendo cosas y nunca dices por favor ni das las gracias!».

Me quedé desolado, ya que, dado que el único recurso autónomo del que dispongo es la voz, procuro pedir las cosas del modo más amable posible; me conviene más seducir que insistir. Sin embargo, debo confesar que en ocasiones omito el *por favor* o el *gracias*, es cierto, pero solo porque si no me pasaría el puto día entero diciendo *por favor* y *gracias*.

No hay vuelta de hoja: todas mis conversaciones con amigos, familia, enfermeros y médicos son transaccionales. ¿Qué quiero que hagan por mí? ¿Qué les voy a pedir esta vez? Estas peticiones sacan lo mejor de los demás; les doy pena, me quieren, se identifican conmigo..., después de todo, algún día esto les podría pasar a ellos. ¿Cómo se sentirían entonces? ¿Cómo se comportarían? ¿Qué necesidades tendrían?

Deben de preguntarse cómo es estar en mi situación: una tortuga boca arriba sobre su caparazón, moviendo desesperada las patitas, rogando que le den la vuelta. De manera que me he convertido en un dictador, aunque sea a regañadientes. No lo hago porque me sienta omnipotente, sino por impotencia. Si me irrito, como sucede a menudo, es por pura desesperación.

El otro día estaba con Kier. Se marchó y hubo un intervalo de unos noventa minutos antes de que apareciera Carlo. Durante ese rato, en el que no ponían nada interesante en la radio, estuve solo en mi silla de ruedas y no me podía mover. Podría haber llamado a un enfermero, pero no quería a un enfermero ni ningún tipo de conexión humana abstracta. Lo que yo quería, y por un momento me creí capaz de conseguirlo, era poner los pies en el suelo, salir de aquí caminando, coger un autobús y volverme a casa dando un paseo. Una parte de mí todavía lo cree posible, es difícil renunciar a lo que antes dabas por hecho.

Ha pasado ya casi un año desde que me convertí en esta tortuga boca arriba y sigo sin acostumbrarme. Es algo que nunca llegaré a entender; forma parte de mí, pero digerirlo me supera.

23/09/2023

Isabella ha vuelto a Roma para ver a su familia y por asuntos de trabajo, y me han estado cuidando los chicos y Tracey. Tracey me acuesta casi todas las noches y tenemos ocasión de charlar un rato, algo que no hacíamos desde hace años y que nos está sirviendo para reconectar.

La conocí a mediados de los ochenta después del estreno y el éxito mundial de *Mi hermosa lavandería*, antes de que Stephen Frears y yo empezásemos a rodar *Sammy y Rosie se lo montan*. En aquel entonces yo vivía solo en un apartamento de un dormitorio en West Kensington y estaba en proceso de ruptura con Sally, mi antigua compañera de piso y novia de la universidad. Tracey trabajaba como productora asociada en el programa de televisión de Jonathan Ross *The Last Resort*. Había crecido en el cercano Chiswick y estudiado Literatura en Oxford, y su padre había sido director y productor televisivo. Desde el éxito de *Mi hermosa lavandería*, con el resurgimiento del Channel 4 y las productoras que lo nutrían, así como la aparición de otras nuevas en los ochenta, Londres volvía a ser un lugar vibrante e interesante. Tracey tenía más contactos que yo, y me paseó por el estimulante paisaje que estaba floreciendo en el Soho y su entorno. El Club Groucho era el estandarte, pero abrían nuevos bares y restaurantes uno detrás de otro. Tim Bevan, Salman Rushdie, Daniel Day-Lewis, Stephen Frears y otras personas de nuestro círculo iban de local en local casi todas las noches. Fue un renacimiento cultural análogo al de mediados de los sesenta con el pop y el de mediados de los setenta con el punk.

El 14 de febrero de 1989 –recuerdo el día porque fue el de la fetua contra Rushdie–, dejé Barons Court Road por un bonito apartamento de dos plantas que compré cerca, en Comeragh Road, con vistas a las pistas de tenis del Queen's Club. Era luminoso y espacioso, con una terraza en la que cultivaba marihuana y escribía. Tracey y yo vivimos allí durante un par de años, hasta que rompimos y ella se marchó a Notting Hill. Unos meses después retomamos la relación y ella se quedó embarazada de los gemelos. Después de dejar la televisión, trabajó para mi editorial, Faber & Faber, que vivía un renacimiento gracias al editor de ficción Robert McCrum y al director editorial Matthew Evans, y cuyo catálogo incluía a escritores como Seamus Heaney, Harold Pinter, Kazuo Ishiguro y P. D. James, entre otros.

Por fin disponía de dinero y nos compramos una casa en Shepherd's Bush, en la que Tracey y yo vivimos con los niños. Después de un par de años nos separamos de mutuo acuerdo y yo volví a mi apartamento de Comeragh Road, y en 1997 me compré una casa a un par de calles de allí, donde sigo viviendo, o seguiré, si algún día salgo de este hospital.

Kier vino el lunes a la hora de comer y me trajo el sándwich de atún y pepino de Pret que me gusta y un vino blanco de la cafetería portuguesa del centro comercial de Hammersmith. Después me sacó para dar un paseo junto al río porque me dijo que probablemente sería el último día de buen tiempo en lo que quedaba de año. Como de costumbre, comentamos sus amoríos, sus visitas al gimnasio y las expectativas de nuestro atribulado y amado Manchester United. Después se marchó en bicicleta a su trabajo de profesor de piano y guitarra para niños.

Más tarde, apareció Sachin dando saltitos con sus deportivas acolchadas y me alegró comprobar que estaba de buen humor. Se sentó cerca de la cama y charlamos un buen rato sobre su trabajo de escritor y lo difícil que era abrirse camino, y comparamos los inicios de su carrera con la mía. Cuando eres un joven escritor, nunca estás seguro de si lo conseguirás; si lograrás convertirte en un profesional o desaparecerás del mapa, como les sucede a tantos.

Después hablamos de los hijos de mis amigos y de lo que harían o no harían si estuvieran en la nuestra situación. ¿Visitarían a su progenitor a diario en el hospital o se escaquearían? ¿Este sentimiento de amor y deber se da en todo el mundo? Es algo a lo que nadie puede responder hasta que lo vive.

Mi relación con los chicos ha cambiado y madurado. Nunca había dependido de ellos como dependo desde el accidente. Les he pedido mucho y han respondido de forma admirable, sin apenas quejas.

A última hora de la tarde volvió Tracey. Junto con Isabella, tuvo un papel fundamental en lograr mi vuelta a Londres. Ella es la que prepara los sándwiches de queso y cebolla que me gustan, y por las tardes, cuando Isabella no está, me trae el *dal tarka*, el *bhuna* de gambas, el arroz pilaf y el *papadam* del Palace Tandoori. Me gusta comer lo mismo cada día, no me cansa y lo prefiero a la comida del hospital.

Tracey y yo hablamos de su trabajo, del perro, de los niños, del estado del país y de la historia del lugar en el que se construyó este hospital. Tracey me comenta que está previsto que el próximo jueves se lleve a cabo mi esperado traslado a un centro de rehabilitación. Por fin.

Aun así, el cambio me inquieta, porque ese centro está en el norte de Londres, a una hora de donde vivimos todos. Mi estancia allí no será indefinida, no obstante. El personal te prepara para llevar una vida independiente en el mundo exterior, te dota de las mejores herramientas para tu regreso a casa.

30/09/2023

Incluso despierto, cuando mi mente se embala en asociaciones libres, pienso en mi vida como nunca antes lo
había hecho. Desde que estoy inválido, buena parte de
mis sueños son violentos y desagradables, y la mayoría tienen como escenario la casa de mi infancia en Bromley,
que está deteriorada o se cae directamente a pedazos, o es
como un solar en el que ha caído una bomba. Hay personas en sillas de ruedas, pero ninguna soy yo, aunque pre-
supongo que esas figuras fantasmagóricas representan su-
cesivas encarnaciones de mí a lo largo del sueño.

Llevo interesándome por los sueños desde que un tío
mío, uno de los muchos hermanos de mi padre, psicólogo
infantil y director de un colegio para niños autistas en So-
merset, empezó a hablarme del psicoanálisis. En su despacho
repleto de libros, en un pueblo llamado Williton, conversá-
bamos largamente sobre Shakespeare, racismo, política y literatura. Era un hombre que nunca dejaba de estudiar. Fue en
una de estas charlas cuando me dijo, de forma bastante
abrupta, que yo quería matar a mi padre y acostarme con mi
madre. Una visión chocante, incluso reduccionista, del com-
plejo de Edipo. Ahí caí fascinado por Freud y su obra.

En el King's College de Londres, donde estudié Filosofía, había un curso de Richard Wollheim sobre Freud y el psicoanálisis que prestaba especial atención a la obra de Melanie Klein, con la que, según creo, tenía relación, o se había psicoanalizado. Wollheim escribió un libro magnífico sobre Freud para la serie Fontana Modern Masters, que me estudié. Después me leí todos los escritos de Wittgenstein sobre Freud, que son extraños e imprecisos, pero ilustrativos. Freud psicoanalizó a la hermana de Wittgenstein y las familias, ambas residentes en Viena, se conocían.

Después de dejar el King's, mi interés por el psicoanálisis continuó y me leí a la mayoría de autores importantes: Winnicott, Klein, Lacan y demás, y luego a los estudiosos modernos, como Adam Phillips y Darian Leader. Hay muchas cosas en esa escuela que me parecen enriquecedoras y fascinantes, en particular los informes sobre pacientes de la primera etapa. Hasta donde yo sé, los psicoanalistas ya no escriben sobre los casos concretos que han tratado, por un montón de razones que tienen que ver sobre todo con la privacidad y con el rigor psicoanalítico, pero a mí esos informes me han parecido siempre tan seductores como un buen relato. Sabemos que Freud, cuando escribía sobre los casos que trataba, procuraba que pareciesen más un relato que un estudio científico. Es obvio que en realidad no tienen nada de científico. Podríamos tomar al mismo paciente y hacer que lo psicoanalizaran cinco terapeutas distintos y cada uno llegaría a conclusiones diferentes sobre él. La ciencia no funciona así.

Empecé a psicoanalizarme a principios de los años noventa, con treinta y largos, de la mano de un freudiano no mucho mayor que yo, aunque fue inevitable, debido a lo que los que los psicoanalistas denominan «transferencia», que lo viera como alguien mucho más culto, inteligente y sabio de lo que yo jamás podría llegar a ser. Supe de inmediato que era muy bueno en lo suyo.

Yo tenía muchas cosas de las que hablar y esperaba con ganas las sesiones, a razón de dos por semana. Acepté con entusiasmo lo de tumbarme en el diván. No quería mirarlo directamente; quería soñar y pensar. Había muchos silencios, lo cual no me intimidaba, no tenía ningunas ganas de balbucear. Las pausas que se generaban me parecían prácticas y útiles, tal como el propio Freud sugería que debían ser. Durante los silencios suceden muchas cosas; no estás paralizado, sino pensando; emergen un montón de ideas e imágenes que hay que revisar hasta dar con algo que debe salir a la luz.

A la gente le inquieta que la terapia pueda anular su creatividad; dicen que si hablas de tus problemas, te los quitas de encima y entonces ya no tienes nada sobre lo que escribir. Yo nunca tuve ese miedo, y nunca sucedió tal cosa. Al final de cada sesión, escribía una entrada en mi diario en la que anotaba las interpretaciones que el psicoanalista había dado a mis sueños. Resultaba muy útil para mi trabajo porque, en las sesiones más productivas, decía cosas que a mí jamás se me habrían pasado por la cabeza. Hacía conexiones sorprendentes y muy estimulantes.

Lo cual no quiere decir que las sesiones fueran siempre como un juego. Durante esos años pasé por experiencias dolorosas que me dejaron desnortado y deprimido. Pero el psicoanálisis me mantenía en funcionamiento. Cuando es efectivo, no permite que te estanques en un estado de ánimo. Te hace avanzar pese a la oscuridad que pueda acecharte. Sin embargo, no hay duda de que el psicoanálisis es una sanación rápida y lenta al mismo tiempo. En ocasiones, durante una sesión reparas en alguna estúpida costumbre que llevas repitiendo buena parte de tu vida. En ese momento lo ves muy claro y decides que no volverás a caer en tal error. Y aunque parezca algo banal, tal vez te haya costado años entenderlo. Un hábito adquirido puede resultar muy difícil de soltar, por sencillo que les parezca a los demás. Por eso digo que el psicoanálisis puede funcionar de ambos modos, de forma muy lenta o repentina.

Freud era un psicoanalista ortodoxo, pero no le gustaba que las terapias se prolongaran demasiado. La idea de que un psicoanalista pasara treinta años atendiendo al mismo paciente le habría parecido absurda. Él trataba a los pacientes durante más o menos un par de años y después los animaba a concluir las sesiones. Pero además socializaba e incluso podía coincidir durante las vacaciones con ellos, les prestaba dinero y tenía predilección por los norteamericanos ricos. Los lacanianos sienten un especial prejuicio contra los norteamericanos y lo que consideran las terapias estadounidenses; pero no es más que un prejuicio y además, en este caso, del todo absurdo. También les gusta proclamar que la terapia estadounidense moldea a los pacientes para que encajen en los engranajes del sistema capitalista en lugar de permitirles continuar siendo individuos complejos. En mi opinión esta aseveración es simplemente falsa; el psicoanálisis estadounidense de la posguerra es profundo y fértil, y sigue mereciendo la pena leer sus textos.

El psicoanálisis siempre ha defendido que no debe tener una orientación política, y es interesante comprobar que sus grandes figuras –Freud, Jung, Klein, Lacan– eran todos conservadores. Pero también hay muchos psicoanalistas liberales y de izquierdas; y una larga tradición de psicoanálisis crítico y de corte anticapitalista, que puede funcionar como crítica a los códigos del capitalismo.

El psicoanálisis no es un remedio para todo. No le funciona a todo el mundo y puede ser muy complicado dar con un psicoanalista que encaje con tus necesidades.

196

Yo no tuve que ponerme a buscar a mi psicoanalista entre toda la oferta existente, me lo recomendó un amigo; me limité a ir a verlo, estaba entonces empezando y tenía hueco para tratarme como paciente. En el mismo momento en que salí de la primera sesión, tuve claro que era perfecto para mí porque me motivaba la idea de estar en esa habitación con él y empezar a hablar.

Jamás he lamentado el tiempo y el dinero que he invertido en el psicoanálisis, y vaya si es caro. El psicoanalista francés Jacques Lacan quería que así fuera. Consideraba que cuanto más pagas, más te duele y más te beneficias de la terapia. Tiene que haber un coste. Lacan no quería que te pasaras meses tumbado en un diván hablando de tonterías y mostrándote evasivo. Si le parecía que estabas haciendo eso, cancelaba la sesión y te invitaba a marcharte. Esa metodología sin duda lo aceleraba todo, pero él era, pese a esos extraños hábitos, alguien que sabía escuchar. En cambio, el mío es freudiano, y yo no tengo ningún interés en hacer terapia con un lacaniano, pese a que tengo un montón de amigos lacanianos. Quiero tener claro cuánto va a durar mi sesión y disponer de un horario asignado. Eso significa que puedo estar allí tumbado y hablar de lo que me dé la gana, o quedarme en silencio si eso es lo que quiero. Una vez, me pasé toda la sesión describiendo un sueño muy largo y cuando llegué al final, unos treinta segundos antes de que se me agotara el tiempo, le pregunté qué significaba. «Es la historia de tu vida», me dijo.

Mi psicoanalista trata a muchos escritores y él mismo es un notable escritor. Sus pacientes continúan las sesiones con él durante años. Este tipo de relación psicoanalista/paciente dura más que muchos matrimonios u otro tipo de relaciones. De modo que se trata de un extraño experimento. ¿Qué sucede si prolongas el tratamiento a lo largo de treinta años? ¿De qué tipo de análisis estamos hablando? ¿Y qué dinámicas se establecen entre psicoanalista y paciente?

Mi psicoanalista me conoce mejor que nadie. He pasado más tiempo con él que con mis padres, una idea que siempre me hace reír, porque seguimos hablando de ellos. Tampoco diría que seamos amigos; no quiero entablar amistad, y nunca le pregunto sobre su vida, ni por sus opiniones sobre fútbol o política. De lo que sí hablamos es de temas literarios, Kafka, Dostoievski y Proust, que pueden resultar iluminadores, aunque a veces él detecta que estoy eludiendo un asunto crucial. Algunos problemas se alargaban durante meses y yo salía destrozado de las sesiones, como si estuviera intentando aplastarlo bajo mi depresión. En una ocasión me dijo: «Soy muy tenaz, nunca me rindo». Eso me pareció inspirador, pese a lo sombría que fue aquella época en concreto. La terapia siempre te hace avanzar.

El psicoanálisis no es una sanación a través de la conversación, ni siquiera a través de la escucha. Cuando sales de esa habitación, tienes que actuar; tienes que transformar tu vida; construir nuevas relaciones, hablar de otro modo, cambiar tu apariencia, dejar atrás a determinadas personas, tomar decisiones drásticas. Lo importante es lo que sucede fuera de esa habitación. Tienes que asumir riesgos, ya que todo cuanto haces es un riesgo.

El psicoanálisis, con sus ideas sobre la sexualidad, el género y todo lo demás, ocupa y sigue ocupando el centro de nuestra cultura, donde ha estado durante los últimos cien años. Encended la radio y oiréis a políticos y analistas hablando del género y sus misterios, de cómo uno asume su género y lo que significa ser hombre o mujer.

Esta es mi última noche aquí. Mañana me trasladan a Stanmore.

04/10/2023

Hospital Ortopédico Royal National, Stanmore

Por fin me han trasladado desde el oeste de Londres a un centro especializado en rehabilitación espinal en el norte de la ciudad. Es mi quinto hospital desde el accidente y espero que sea el último. Como todos los anteriores, el traslado ha sido desagradable y estresante; tienes que acostumbrarte a la nueva habitación, y a otro grupo de enfermeros, médicos y fisios. Te ves obligado a tratar a diario con personas con las que en el curso normal de tu vida jamás te cruzarías. Lo cual es al mismo tiempo grato y difícil. Tienes que darles conversación, incluso cuando no te apetece. La mayoría de personas a las que conoces en el hospital están interesadas en tu bienestar, pero aun así te ves obligado a negociar con ellas, lo cual es frustrante y enervante.

Ya he hecho un nuevo amigo, Jon, que está al final del pasillo en una habitación que comparte con otras tres personas. Lo tiene mucho peor que yo en mi habitación individual. Sufre molestias toda la noche: radios encendidas, enfermeros que entran y salen, gimoteos, y los gritos de los que se alteran. Tiene suerte si logra dormir cuatro horas. Lo despiertan a las seis de la mañana, que es cuando los enfermeros encienden las luces.

Jon sufrió un accidente de escalada en junio. Cayó de cabeza y se rompió el cuello y los dos brazos. Es profesor de Filosofía en Londres. Fue un alivio para los dos compartir nuestras quejas. Como yo, detesta las mañanas, cuando los enfermeros te lavan, te visten y maniobran con los dedos en tus intestinos. A él todavía la resulta humillante y degradante, cosa que a mí no me sucede, porque desde la lesión ya no conservo dignidad alguna. Pero él está en la treintena y todavía le queda mucha vida por delante. Me ha contado que le rondan con frecuencia pensamientos suicidas, ya que considera insoportable seguir adelante en esas condiciones. Pero al mismo tiempo habla de salir de aquí y buscarse un nuevo apartamento en el que pueda seguir viviendo solo como un hombre semiparalizado.

Viene a hablar conmigo con su silla de ruedas motorizada, pero no le está permitido entrar en mi habitación por lo de mi bacteria intrahospitalaria. Un enfermero le pegó un grito, así que tiene que quedarse aparcado junto a la puerta y hablarme a voces, conmigo sentado en la cama. Esto me parece más humillante que todos los dedos que me puedan meter por el culo. Y tengo prohibido también ir a la sala común, aunque a veces me cuelo, con la esperanza de que no haya nadie vigilando. Es un espacio austero y deprimente, con mesas de contrachapado para comer y una enorme pantalla de televisión en la pared en la que suelen estar pasando la versión australiana del concurso *Casados a primera vista*. Hay una estantería bien nutrida de novelas baratas y un par de butacas para los visitantes. Es uno de los pocos lugares en esta planta en que los pacientes pueden encontrarse y charlar, pero yo me paso todo el rato temeroso de que me pillen y me echen a patadas. A veces este hospital parece una prisión y de nuevo me pregunto cómo voy a soportarlo.

Jon y yo comentamos lo aburrido que es estar hospitalizado. Pasas horas y horas sin nada que hacer. Pero en ese aspecto, él lo tiene algo mejor. Al menos puede ver la televisión o leer, pese a que tiene las manos, como yo, prácticamente inutilizadas. En mi caso, puedo escuchar la radio, pero a estas alturas ya he aprendido el arte de no hacer nada. Soy capaz de pasarme dos horas seguidas sentado en la silla de ruedas contemplando una pared desnuda. De vez en cuando me quedo dormido, o me entretengo con recuerdos del pasado o anotando ideas. Jon se distrae con fantasías sexuales, aunque le insisto en que es una pérdida de tiempo, porque le va a ser imposible materializarlas. Isabella me comenta: «Desde luego, qué bien se te da levantar el ánimo a la gente».

Este nuevo centro de rehabilitación queda muy lejos de la zona de Londres donde viven mi familia y mis amigos. Para llegar hasta aquí tienen que tomar la línea de Jubilee hasta la última estación, desde donde un minibús sube toda la colina hasta el hospital. Esta planta siempre es difícil de localizar para los visitantes, porque el hospital es muy grande y bastante laberíntico. Algunos llegan hasta aquí, se pierden y se vuelven a casa sin verme.

Es un antiguo hospital militar reconvertido en un moderno centro de rehabilitación, con un gimnasio bien equipado, piscina, cafetería y un bonito jardín con parterres de flores elevados, pensados para la gente que va en silla de ruedas. Isabella viene a diario, y tengo una amiga, Samreen, que vive a diez minutos y me da masajes de cara y cabeza por las tardes.

Jon y yo hemos hablado de los diversos grados de lealtad de los amigos y familiares; los que te visitan una o dos veces y no se les vuelve a ver el pelo, por ejemplo. Te gustaría ser el centro de atención de los demás, pero es evidente que a las personas ingresadas en un hospital se las olvida con facilidad; y con razón, porque el sufrimiento que es capaz de soportar una persona tiene su límite

Ha sido reconfortante saber que a Jon le rondan los mismos pensamientos obsesivos que a mí. ¿Por qué ha tenido que pasarme esto? ¿Por qué he sido elegido para sufrir esta desgracia mientras otros siguen paseándose por las calles y viviendo sus vidas? ¿Qué cambiaría si pudiera volver atrás en el tiempo? ¿Y por qué no lo disfruté más cuando podía utilizar las manos y las piernas? Es aburridísimo. No me extraña que sienta ganas de morirse.

14/10/2023

El mundo ha sido siempre un lugar peligroso. Esta planta del hospital está llena de personas que han sufrido accidentes. No hay ni una, hasta donde yo sé, que sufra una enfermedad degenerativa como la esclerosis múltiple. De modo que aquí se habla mucho de desgracia humana: percances azarosos, calamitosos y casi mortales. Uno acaba pensando que todas las personas del mundo han estado en algún momento a punto, por ejemplo, de que las atropelle un coche o las alcance un rayo, como le sucedió al amigo de un amigo, al que fulminó un rayo camino de su boda.

Después de hacerme una visita, una amiga regresó a su casa en París para prepararse para el espectáculo teatral que estaba a punto de estrenar. Se subió a una silla para regar las plantas y, cómo no, se cayó y se rompió el brazo, de modo que tuvo que acudir al hospital, donde la hicieron esperar ocho horas en una camilla antes de operarla. El espectáculo se canceló. Otra amiga cruzó por donde pasaba un ciclista, que la arrolló. El ciclista sufrió heridas graves y ha demandado a mi amiga. Son solo dos ejemplos recientes.

Aquí se habla mucho del azar, de lo que puede suceder cuando vamos despistados, cuando regamos las plantas o caminamos por la calle. Entre los pacientes, hay surfistas con lesiones y un montón de ciclistas, algunos de ellos muy jóvenes; también motoristas y víctimas de accidentes automovilísticos, además de un par de hombres que sufrieron un percance grave relacionado con un trampolín. Las piscinas son peligrosas si las vacían de noche. Hay también gente que se ha caído por las escaleras. Y date por afortunado si sobrevives al trámite de meterte en la cama; aquí hay un paciente que se cayó y se rompió el cuello.

Si no quieres sufrir graves lesiones o morir, evita los lavabos, las escaleras, los jardines y las calles.

En Roma conocí a un hombre corpulento que se había caído por las escaleras y tardó tres años en volver a caminar. Me contó orgullosísimo que ahora era capaz de dar ciento ochenta pasos. Le envidio la cifra. Yo, de momento, consigo mantenerme erguido en un elevador durante unos veinte minutos, pero soy incapaz de dar un solo paso, y me pregunto si alguna vez llegaré a hacerlo. Me gustaría volver a caminar, pero mi prioridad es conseguir mover de nuevo las manos. Logro desplazar un ratón de ordenador unos centímetros, pero dependo por completo de otras personas para todo el resto de cosas que uno hace con las manos; y ahora soy consciente de que son un montón.

Sufro a todas horas por mis amigos y familiares. Ellos no son conscientes, ni tienen por qué serlo, de que en cualquier momento, si resbalan en la ducha o los atropella un motorista imprudente, su vida tal como la conocen puede terminar. No hay que agobiarse; es más cómodo vivir sin el peso de más preocupaciones insignificantes. Pero, como digo, en un hospital para lesionados medulares aprendes que los azares destructivos pueden cebarse con cualquiera en cualquier momento. El mundo es una máquina de matar; el más mínimo movimiento puede resultar fatal.

El año pasado por estas fechas, octubre, tres meses antes del accidente, yo era una persona confiada e ingenua que iba por el mundo disfrutando de la vida y quejándose de tonterías. Ahora, desde que me desmayé sentado en una silla, en lugar de estar sentado en un sofá o echado en una cama, lo cual habría resultado mucho más conveniente, soy casi un vegetal y no voy a poder disfrutar de los placeres que me aguardaban. Esta situación ha cambiado mi manera de ver el mundo. Ahora me invaden la rabia y el resentimiento. El otro día intenté hacerme religioso; quería iniciar una relación con Dios. Dios, pensé, sería una figura magnífica a la que odiar por todo esto; podría cargarle todos los reproches; él sería el culpable y yo podría focalizar mi ira. Pero no lo conseguí. No fui capaz de asentar mi fe. Dios no estaba ahí, no logré invocarlo.

De modo que un accidente no es más que un accidente. Puro azar. No tiene significado alguno. Imposible encontrarle explicación. Me hace gracia que las películas mudas que veía de niño –Buster Keaton, Charlie Chaplin, Laurel y Hardy y demás– se rodaran no mucho después de que Freud escribiera su gran libro *Psicopatología de la vida cotidiana*. Freud extraía significados de errores y accidentes: expresaban deseos inconscientes. Pero yo me niego a creer que esa amiga mía que se subió a una silla para regar las plantas estuviese intentando inconscientemente que su espectáculo se cancelara; aunque puedo equivocarme.

El tipo de accidente al que me refiero no tiene nada que ver con ninguna clase de intencionalidad inconsciente, en absoluto. Y ese es el problema de los accidentes, que a veces no son más que eso: percances azarosos e inexplicables. No hay un motivo. No hay nadie a quien echarle la culpa.

21/10/2023

Paki, escritor, lisiado: ¿quién soy ahora? Las preguntas sobre la identidad se cuentan entre las más importantes y enrevesadas de nuestros días. A algunos les horroriza que nuestra sociedad se esté dividiendo en pequeñas tribus en las que personas con unas pocas características en común crean unidades identitarias. En realidad, no es tan extraño, sobre todo en una cultura tan atomizada y acelerada como la nuestra. Nos gusta rodearnos de personas como nosotros. Es una medida defensiva y también de autoafirmación.

La primera vez que fui consciente de que tenía una identidad, y de que esta podía serme útil, fue cuando en mi adolescencia decidí que quería ser escritor. Empecé a llamarme a mí mismo, mentalmente, *escritor*. Nadie más sabía que lo era, porque había escrito muy poco y nadie me había leído. Pero la idea de que podía ponerme esa identidad como si fuera ropa nueva, un traje o una armadura, me fue de gran ayuda. De niño y de adolescente sufrí acoso racista. A veces, en la calle o en el colegio, me llamaban «paki». Definirme a mí mismo como escritor fue una auto-denominación protectora. Si todavía no lo era, acabaría alcanzando ese estatus; representaba una ambición, un deseo de futuro, y no sería yo la primera persona que se ponía un nombre mucho antes de estar listo para ostentarlo. Entiendo perfectamente ese uso de las palabras.

Me paseaba por la ciudad probando frases como: «Te presento a Hanif Kureishi, es escritor», o «Este es Hanif Kureishi, ¿has leído sus libros?». Me gustaba cómo sonaba. Desde entonces, no he dejado nunca de ser escritor, y nunca me ha disgustado considerarme como tal. Me ha abierto puertas. Pero desde el accidente, he pasado a ser más un paciente que un escritor. Soy un paciente el día entero, un cuerpo más o menos anónimo para los enfermeros que cuidan de mí. Siento cómo mi identidad se diluye, como si fuera olvidando quién soy y convirtiéndome en otra persona o en prácticamente nada. Jamás pensé que me arrebatarían mi identidad o que sería sustituida por otra.

Tengo la sensación de que mi imaginación está silenciada. He perdido un poco de chispa. Mis actuales circunstancias son tan extrañas que no logro saber quién soy. No puedo escribir ficciones, cuentos, películas o novelas, porque mi estado físico requiere de toda mi atención y me parece imposible habitar otros mundos.

Se me hace raro pensar que mientras sigo sentado en esta lúgubre habitación de hospital, las cosas, en otros aspectos, me están yendo bien. El Curve Theatre de Leicester está reponiendo su excelente montaje de *Mi hermosa lavandería*, que a principios del próximo año iniciará una gira por varias ciudades del norte del país. Al mismo tiempo, la Royal Shakespeare Company está preparando una adaptación de mi primera novela, *El buda de los suburbios*, que empezará a ensayar en primavera y estrenará en el Swan de Stratford, antes de traerla a Londres.

Lo que he escrito en el hospital, dictándoselo a Carlo y a mi familia, me ha mantenido vivo. Quiero seguir adelante. A menudo me hundo en la desesperación, pero a diferencia de Jon, no siento ningún deseo de morirme. Algo nuevo tiene que nacer de todo este horror.

Tendré una nueva identidad, una adicional, supongo, como minusválido, algo para lo que todavía no estoy preparado. No es una denominación que acoja de buen grado. No quiero que los demás me vean así, y sin embargo me toca acostumbrarme, lo cual es todo un conflicto para mí. Ya están reformando mi casa para la vuelta. Es la realidad. Había que hacerlo. De modo que, si alguna vez he sentido la tentación de pensar que todo esto no es más que un sueño, los trabajadores que en estos momentos andan incordiando a Isabella en casa dejan bien claro que es la realidad.

28/10/2023

No estuve a la altura como director de escena en la gira de un montaje de *La metamorfosis* de Kafka. Era demasiado desorganizado, siempre perdía cosas y estaba sobrepasado. Lo que de verdad quería era ser dramaturgo. Pero Steven Berkoff, que dirigía aquella producción, fue muy generoso conmigo; me convertí en su asistente durante los meses previos a que Erica Bolton me consiguiera un trabajo en el teatro Riverside Studios, a las órdenes de David Gothard y Peter Gill. Eso significó que tuve que ver *La metamorfosis* de Kafka un montón de veces en diferentes teatros mientras viajábamos de una ciudad a otra en furgoneta. Ahora, echado boca arriba y sin poder moverme, pienso a menudo en la cucaracha o insecto de Kafka; en la sustanciosa metáfora que representa y que funciona a tantos niveles como quieras. Recuerdo la repulsión y la indignación que Gregor Samsa provocaba en su familia y en otros visitantes. A medida que su salud se deteriora, lo encuentran repugnante y creo recordar que hacia el final de la obra le lanzan manzanas.

Le hablé de esto a mi psicoanalista en nuestra conversación telefónica semanal y concluimos que, en la realidad, cuando sufres un accidente y te quedas inválido de la noche a la mañana, descubres que las personas que te rodean se muestran muy compasivas. Desean ayudarte. Les encanta regalarte cosas; corren a tu lado. Se imaginan cómo se sentirían ellas si estuvieran en tu situación, el cariño con el que desearían ser tratadas. Kafka es un escritor pesimista; su visión del mundo siempre nos acompañará, pero yo he encontrado que mis amigos y mi familia, e incluso personas a las que apenas conozco, son compasivos. Me escriben cartas, me mandan regalos, vienen a verme y a veces incluso me hacen extravagantes ofertas financieras que, en el futuro, tal vez tenga que aceptar.

Ha sido bien raro pasar tanto tiempo de mi vida actual, compartir tantos momentos íntimos, con desconocidos. Esta misma mañana una joven doctora me ha metido el dedo por el culo para comprobar la sensibilidad del recto. He conocido a más personas aquí en una semana que en un año entero de mi vida anterior. He conocido a montones de enfermeros, médicos y fisios durante este último año. He aprendido que es buena idea ser amable y educado con las personas que tratan de ayudarte. Me esfuerzo por no parecer un cascarrabias, aunque yo mismo percibo más de una vez mi actitud irritable y mis maneras de viejo gruñón.

Es fácil hablar con la gente. Si así lo deseas, con unas pocas preguntas puedes provocar un tsunami de confesiones. Echado en la cama, por la noche, mientras me cambian, puedo crear la complicidad necesaria para que me cuenten historias terribles y perturbadoras. Muchas de ellas son raras y extravagantes; relatos sobre manicomios, narraciones de secuestros y otras formas de violencia y terror emocional.

A la gente le encanta hablar; están deseando contarte su vida; quieren que los conozcas. Puede resultar apabullante, un exceso de información de este tipo es difícil de digerir. Le pregunto a mi psicoanalista y a otros amigos terapeutas cómo se las apañan para pasarse el día escuchando cosas perturbadoras. Pero es su trabajo; lo han elegido ellos, saben cómo protegerse. Como escritor, el dramatismo de las vidas de los demás despierta mi curiosidad; pensaréis que me encanta que me cuenten todas estas cosas. Pero yo necesito mantener ciertas distancias, como en mi vida anterior, así me sentía cómodo. Quedaba con amigos cuando y donde yo quería. Decidía hasta dónde me apetecía aguantar; yo tenía el control. Pero ahora estoy aquí, quiero ser amable y les hago a estos desconocidos preguntas simples, que a veces desencadenan una avalancha de confesiones. Oigo cosas que quiero olvidar lo más rápido posible. Esto no es un pub, la gente no suele contarte anécdotas graciosas; no oyes muchos chistes. El otro día hablé con un paciente taxista que recogió una maleta en el aeropuerto y se rompió la espina dorsal en dos; otro chico, un chaval afable y vivaz, que va de un lado a otro por el pasillo en su silla de ruedas, se quedó paralítico al recibir una descarga de una pistola Taser de la policía.

Los trabajadores del hospital tienden a mostrarse muy optimistas: les encanta decirte que estás haciendo progresos; quieren tener la sensación de que su trabajo no es en vano. Pero yo soy consciente, por mucho que me animen, de que sigo siendo un hombre roto con un cuerpo destrozado.

Aquí hay enfermeros procedentes de todas partes del mundo. Sus historias tienen ecos internacionales y te las cuentan con gran variedad de acentos. Hay filipinos, indios, sudafricanos, caribeños y muchos ghaneses y nepalís. Se habla mucho de la decisión política británica de recortar la inmigración, pero como todos sabemos, los británicos quieren dos cosas a la vez: un sistema de salud público eficaz y con personal suficiente, y menos inmigración. El NHS y los geriátricos solo sobrevivirán con un flujo constante de inmigrantes; y he descubierto, después de pasar tanto tiempo hospitalizado, que muchos de los nuevos emigrantes han llegado a Reino Unido recientemente con visados de trabajo.

Un cambio importante en mi vida este año es que he pasado mucho más tiempo con la gente que conozco. Tracey me comentó el otro día que ahora me ve más que nunca. Cada mañana llamo a mis hijos y familia con Face-Time. Samreen me visita varias veces por semana con comida; un día me trajo un rascador de cabeza y luego uno de espalda. Ahora pasamos mucho más tiempo juntos que antes. Cuando quedábamos en un pub, el encuentro no solía alargarse más allá de los noventa minutos, y después podíamos estar meses sin volver a vernos. Esta emergencia ha creado un espacio enriquecedor para mis amistades.

Hago fisioterapia a diario. Logro mantenerme erguido unos veinte minutos con un par de fisios sosteniéndome o en el aparato elevador, que me sujeta por delante y por detrás. No tengo fuerzas para dar un solo paso, de manera que no puedo pensar en volver a caminar. Los terapeutas ocupacionales han estado trabajando en mis manos, pero sigo sin poder agarrar nada, cepillarme los dientes, comer sin ayuda o sostener un bolígrafo. Siento mi cuerpo más fuerte, pero la silla de ruedas me ha llagado el culo, así que paso un montón de tiempo echado en la cama, aburrido hasta el desquicie. Ahora dispongo de una silla de ruedas eléctrica, lo cual significa que soy más independiente y puedo desplazarme a mi aire por el hospital moviendo el mando con la mano, pese a que sigo sin poder utilizar los dedos. Voy a la sala común y, si no está lloviendo, salgo al jardín. Pero, como decía, no acabo de habituarme a pasar mucho tiempo sentado, con todo el peso de mi cuerpo sobre el culo.

Me han dicho que saldré de aquí el 20 de diciembre y volveré a casa, donde necesitaré atención la mayor parte del día. Al fondo del pasillo veo a los enfermeros charlando. Voy a echar de menos la seguridad que me da saber que los tengo a mi disposición en cualquier momento que los necesite.

4/11/2023

Esta mañana dos enfermeros hablaban de mí mientras trabajaban y uno le ha dicho al otro: «El hombre que nunca sonríe». Yo he replicado: «Nadie dice nunca nada ni lo más remotamente gracioso». Es cierto, no soy una persona de sonrisa fácil; no me gusta que me hagan reír. Y, sin embargo, la comedia es mi género favorito. Me gusta hacer reír a los demás, y a menudo se me ha acusado de ser muy irónico.

A veces me preguntan por qué incluyo humor en mis libros, pero para mí es como si me preguntaran por qué escribes libros que cuentan una historia. El humor es consustancial a las ideas y al lenguaje, del mismo modo que debería ser consustancial a las personas, a su modo de hablar y de ver el mundo.

Mi padre era un hombre divertido. Uno de sus escritores favoritos era Oscar Wilde. A papá le encantaba el *ingenio*, pero, como me sucede a mí, no le gustaba que le contaran chistes: eso le parecía engorroso. El ingenio es espontáneo, surge de una situación concreta, no está planificado ni calculado, sino que aparece de pronto, como una sorpresa y un impacto; es repentino y altera la atmósfera.

Mi padre era divertido todo el día, y sus hermanos, que eran un montón, también; el humor corría por sus venas. Cualquier cosa podía ser divertida, y debía serlo, esa era la meta de las conversaciones; la razón para interactuar unos con otros era animarse unos a otros. Hacían reír a los demás, pero no de una manera premeditada. Les salía de manera natural.

Cualquier cosa es susceptible de ser graciosa; mi hijo Carlo me recordó que en los grandes libros de Primo Levi sobre Auschwitz, los personajes, pese a su funesta situación, o tal vez debido a ella, siguen tratando de divertirse unos a otros.

Escribir sobre esto se me hace raro, porque debo reconocer que no me gustan mucho las risas. Cuando la gente a mi alrededor se pone a reír, sobre todo en este hospital, me molesta mucho; me dan ganas de decirles: «¿Qué cojones es tan gracioso en este sitio de mierda como para provocarte esas risotadas?». Me dan ganas de estrangularlos.

Esta lesión hace que sienta envidia, sobre todo de la gente que disfruta de los placeres de la vida, y tal vez cuando los oigo reírse tenga la sensación de que están disfrutando de una felicidad que a mí me esquiva. Pero considero que casi todos los grandes escritores son esencialmente cómicos: Shakespeare, Dickens, Proust, Joyce y, por supuesto, Kafka; todos excepto Tolstói, que es muy serio y carece de sentido del humor. El humor es un bastión contra el aburrimiento, y el aburrimiento, sobre todo en el hospital, es lo más corrosivo. Este año que hospitalizado me he aburrido más de lo que se pueda uno imaginar. Han pasado horas enteras sin que sucediera nada, en las que me limitaba a estar echado en la cama, esperando a que me ducharan, esperando a que apareciera Isabella, esperando alguna distracción, escuchando una y otra vez las horribles noticias.

Por extraño que parezca, a pesar de mi miserable situación, no he perdido el sentido del humor. Me visita en la habitación un psiquiatra muy serio del NHS (me pregunto si alguna vez ha existido un psiquiatra con sentido del humor). Por divertirme, intento hacerle reír, para comprobar si puedo penetrar su capa de profesionalidad. Él se mantiene muy serio y disfruta comunicándome que estoy clínicamente deprimido. La única solución que me da, supongo que la misma que aplica a otros pacientes, es prescribirme más antidepresivos. Supongo que eso le hará sentirse menos inútil.

Comprendo mientras hablamos que los psiquiatras no son psicoterapeutas; no están interesados en escuchar y diagnostican muy rápido, como si fuera lo único que les importase. No parecen interesados en saber más sobre lo que le sucede al paciente. Eso es lo que me fastidia. Pero a pesar de todo, el psiquiatra sigue visitándome y he acabado analizando sus sueños. Como estaba perplejo por la cantidad de veces que sueña con Donald Trump, me he visto impelido a informarle de que envidia la brutalidad y la libertad de hacer o decir lo que le da la gana de Trump.

A veces intento hacer lo mismo con los médicos, despojarlos de la coraza del papel que interpretan para ver si debajo hay algo más blando, algo que me permita descubrir si son algo más que una enciclopedia médica parlante.

Freud escribió un libro entero sobre los chistes en el que no aparecen muchos chistes, y los que incluye no son muy graciosos. Reconocía que en el humor, como en la sexualidad, es donde nos pueden pillar por sorpresa y donde el inconsciente queda expuesto. El inconsciente no está a gran profundidad, es más bien algo sutilmente oculto a la vista que puede liberarse con las llaves del humor o el deseo, que obviamente están muy conectados. El ingenio es la brillante expresión de una verdad, un modo de exponer algo de forma concisa y efectiva, haciendo que el mundo parezca un lugar mejor. Después de todo, la mayor parte del entretenimiento que consumimos en películas, televisión o literatura y a través de las redes sociales es comedia de uno u otro tipo. Somos animales en busca de una carcajada.

Cuando contemplaba a mis tíos y sus amigos tratando de divertirse unos a otros y demostrar que eran más listos que los demás, tenía claro que de mayor quería ser como ellos. Si soy ingenioso en mis conversaciones es porque lo aprendí y lo cultivé; es una forma de creatividad, como todo el arte de la conversación en su conjunto.

11/11/2023

Un joven escritor me preguntó en una ocasión por qué era tan difícil escribir sobre sexo. Le respondí a la ligera que escribir, en general, era difícil. Escribir sobre el matrimonio, la muerte, paisajes, personajes históricos o lo que sea nunca es fácil. No tiene por qué ser fácil. Debe producirse cierta fricción en tu método, entre tú y el sujeto que abordas. Sería una locura si todo consistiera en sentarte sin más y de golpe escribir una obra maestra a la que siguiera otra obra maestra. La frustración y la dificultad son parte integral del proceso. Sin embargo, después me arrepentí de la respuesta que le di al joven escritor porque ahora, echando la vista atrás, me parece obvio que hay mucho que añadir al respecto.

Es difícil escribir sobre sexo, del mismo modo que es difícil escribir sobre música; las sensaciones son tan íntimas e intensas que es complicado dar con el vocabulario adecuado para describirlas. Palabras como *miembro*, *embistió* o *gimoteó*, etcétera, siempre suenan banales, o incluso directamente ridículas, comparadas con la complejidad de una escena sexual, en la que suceden muchas cosas al mismo tiempo.

Parece raro que en los años cincuenta y sesenta, durante mi infancia y adolescencia, no estuviera permitido escribir de forma explícita sobre sexo. En esa época los libros todavía estaban censurados y podían ser perseguidos. Hubo juicios contra Henry Miller, Nabokov y, por supuesto, D. H. Lawrence, todos los cuales intentaban escribir sobre la copulación, desde una perspectiva masculina, claro está. Es absurdo que obras tan inocuas se consideraran en su día consideradas peligrosas. Hoy en día, todo el mundo puede escribir lo que le dé la gana sobre sexo, y nadie va a quejarse, al menos en el mundo occidental. Pero acaso se ha establecido otro tipo de represión, al convertir el sexo en algo banal o mundano; porque tal vez ha perdido la carga y el significado que tuvo en el pasado. Aunque igual son cosas mías, porque desde la lesión el sexo parece existir en un universo alternativo o tan solo en el pasado.

Anoche, aquí en el hospital, estuve hablando con ese amigo mío promiscuo y bisexual que tiene cáncer de próstata. Echando la vista atrás, se sorprendía de hasta qué punto su vida había estado regida por el sexo: fantasear, planificar, hacer compras con esa finalidad, engañar, mentir, hacerlo y recordarlo. Incluso pagó por acostarse con un gigoló que, dos semanas después de estar con mi amigo –y de robarle–, mató a otro de sus clientes con una sobredosis. Hablamos también de por qué el sexo tuvo tanto peso en nuestra generación y nos preguntamos cómo debíamos afrontarlo ahora. Era como si hubiéramos estado poseídos y, una vez desaparecida la fiebre, ya solo nos quedara especular sobre qué había sido todo aquello.

La literatura siempre se ha interesado por el sexo. Siempre ha estado ahí, aunque de forma sutil y camuflada. Está en el teatro, desde Shakespeare a Tennessee Williams, enterrado en el lenguaje. Justo el otro día pensé en la gran cantidad de sexo que hay en la segunda parte de *Middlemarch*, una novela que no destaca precisamente por su erotismo.

Qué pena, y también qué absurdo, que no haya habido más sexo explícito en la gran literatura. Me hubiera encantado saber qué les gustaba hacer en la cama a los personajes que amamos; qué llevaban puesto, qué decían, cómo se comportaban, qué fijaciones y fetichismos les rondaban por la cabeza. Freud nos señaló que la sexualidad ocupaba el centro de nuestras vidas. Hoy en día parece un poco exagerado. En la actualidad más bien diríamos que es la violencia la que ocupa el centro de nuestras almas y de nuestras civilizaciones. Aun así, me habría encantado oír lo que pensaban sobre el sexo los maestros –Tolstói, Chéjov, E. M. Forster– si hubieran podido escribir sin cortapisas.

Vaya oportunidad perdida que durante siglos al público y sus censores les pareciera intolerable escribir o leer sobre la copulación. Hay sexualidades marginadas, sobre todo las gais y lésbicas, que han sido doblemente reprimidas. Podríamos haber aprendido muchísimo sobre el placer y el deseo de no haber estado cohibidos por el temor a que un escritor describiera un orgasmo. Si la sexualidad constituye un aspecto tan generador y definitorio del comportamiento humano, es todo un misterio por qué se la ha excluido tan sistemáticamente de las descripciones literarias. La censura sexual hoy en día nos parece absurda, lo cual no quiere decir que no siga existiendo en buena parte del mundo.

Es cierto, y no hay duda alguna al respecto, que es difícil escribir sobre sexo. El vocabulario suele ser pobre; es como intentar atrapar la música o el agua con el lenguaje:

tienes que ser muy sutil, y probablemente la mejor decisión sea describir el acto desde dentro, desde el punto de vista de los personajes, qué significa para ellos cada acción y por qué dan cada paso. Al fin y al cabo, la sexualidad es tan individual e intransferible como cualquier otro acto personal, como la conversación o la risa, y para trazar una descripción completa de un personaje en una obra de teatro o una novela, probablemente necesitemos hacernos una idea de lo que le gusta en la cama. Eso nos da mucha información sobre él. ¿Cómo se maneja en ese ámbito? Es un factor muy a tener en cuenta, sobre todo si se trata de un personaje joven.

Como en general ha sido imposible mostrar de forma explícita la sexualidad en novelas, películas y obras de teatro, los artistas, escritores y directores han tenido que optar por maneras creativas de representar estas situaciones. Se percibe en los sonetos de Shakespeare, que, como sabemos, están impregnados de carnalidad. Se podrá argumentar que sacar del primer plano la sexualidad crea una sensación de misterio. Pero la censura, aunque puede inspirar soluciones creativas, nunca debe ser bienvenida. Si abolimos la sexualidad en la literatura, perdemos algo que es un motor en nuestras vidas, que nos hace amar y reír. Nuestros deseos nos confunden y nos sorprenden; son fuerzas tan poderosas que entiendo que haya que ocultarlas. Pero, tal como yo lo veo, la sexualidad debería ser celebrada, explorada y protegida, pues es algo que nos estimula a ser creativos y a sentirnos fascinados por los demás.

Antes de los tiempos de internet, cuando escribía relatos pornográficos para revistas para adultos, imaginaba que los lectores de esas publicaciones estarían más interesados por las fotos que por mis pequeñas historias. Pero, en esos tiempos, los jóvenes escritores que todavía no habían conseguido publicar, como yo, podían ganarse un dinero para complementar el subsidio de desempleo pergeñando esas guarradas. Los relatos solían estar protagonizados por amas de casa aburridas que seducían a currantes tipo fontaneros o jardineros (¿por qué nunca eran arquitectos?). Funcionaba como una fantasía primaria y se repetía hasta el infinito, utilizando una y otra vez las mismas palabras. Era cansino de escribir y aburrido de leer. Supongo que quienes los escribíamos intentábamos entregar textos lo más originales y vivaces posible, pero la originalidad no era un requisito; lo único que teníamos que hacer era repetir una serie de palabras clave para generar excitación en el lector que, presumiblemente, procedería a masturbarse. Hoy en día parece gracioso, incluso desesperado, que la gente acudiese a los textos en lugar de a las imágenes para estimularse.

En esa época, yo vivía en una casa de dos plantas, y mientras escribía y pulía mis textos, hacía una bola con las hojas descartadas y las lanzaba por la ventana al jardín del apartamento inferior. Algún tiempo después conocí a la pareja que vivía abajo, y la mujer me confesó que se horrorizaba cada vez que recogía y desplegaba una de esas hojas mecanografiadas y leía tamañas obscenidades. Tenía una idea muy romántica de los escritores y fantaseaba con tener viviendo encima a un joven Graham Greene y no a un proveedor de marranadas.

18/11/2023

Puede que hayáis sacado la conclusión de que, ante la expectativa de poner fin a mi estancia hospitalaria, estoy muy animado. De hecho estoy razonablemente alegre. Pero, a medida que se acerca la fecha de mi vuelta a casa, también cada vez más intranquilo.

Me preocupa en especial Isabella, y las responsabilidades que va a tener que asumir. Ella y mi asistente social han de adecuar la casa para los futuros cuidados, lo cual, mientras yo sigo en el hospital, supone un trabajo de veinticuatro horas al día. La ventaja de este sitio es que estoy rodeado de enfermeros y recursos médicos, cosa que no va a suceder una vez a casa. Cuando lo pienso, me doy cuenta de que apenas soy capaz de hacer nada por mí mismo. Van a tener que levantarme por la mañana, asearme, vestirme, sacarme de la cama y sentarme en la silla de ruedas. Va a ser como sacar a flote el *Titanic*. Después voy a necesitar que alguien me dé de comer, me lleve de compras, me prepare las comidas y se ocupe de recados diversos relacionados con mi trabajo en la universidad, donde doy clases de escritura creativa. La magnitud de mi dependencia se me va clarificando a medida que pienso en el futuro.

Hablé de todo esto con otro paciente, un hombre de mediana edad que, a principios de este año, estaba en su jardín, se dio la vuelta, tropezó con un rastrillo y se rompió el cuello. Ahora va en silla de ruedas y solo puede utilizar una mano. Me impresiona su rabia. Se queja del impacto que ha tenido en su vida el accidente, como si se tratara de una inconveniencia radical. Un día estaba viviendo su vida «con total normalidad», como dice él, y al siguiente necesita que alguien le limpie el culo y le ayude a salir de la cama. El corte brutal con su vida anterior se refleja en su rostro. Pronto saldrá de aquí, pero va a necesitar de un cuidador instalado en su casa. Y un segundo cuidador cuando el primero haga vacaciones. Va a tener que pedir asistencia continuada a la enfermera de su distrito y al ayuntamiento. Eso mismo me va a suceder a mí en breve.

Me están construyendo un lavabo en la sala de estar y están tirando abajo parte de la pared del pasillo para dejar espacio suficiente a la silla de ruedas y probablemente a un salvaescaleras que tal vez, o tal vez no, instale en el futuro. Para Isabella todos estos trabajos, el polvo y el ruido, son un incordio enorme. Jamás se le había pasado por la cabeza la idea de tener que vivir en una casa adaptada para un minusválido, en la que todo el equipo necesario para la vida dependiente está apiñado en un espacio relativamente reducido.

En el hospital me ahorro esos incordios, pero espero que esté todo listo antes de mi regreso a casa. Mi vida y la de mi familia ha dado un giro muy desagradable. Esto no es una plácida semijubilación. Ningún miembro de la familia se va a escapar de verse atrapado en esta tragedia. Todos nos hemos tenido que adaptar y superar nuestra resistencia natural a los cambios.

Entretanto, me desplazo por el hospital con mi silla de ruedas eléctrica. Puedo ir de mi habitación a la sala común, donde la gente come y ve la tele; o puedo ir a la sala que da al jardín y hablar con los voluntarios. Luego puedo darme una vuelta por el propio jardín, si no hace demasiado frío o llueve. Después del recorrido regreso a mi habitación a escuchar la radio. Habito un pequeño mundo, ya me he acostumbrado a él y ahora me inquieta tener que abandonarlo.

El espacio en el que vivo ahora está poblado por pacientes inválidos y sus cuidadores. Estar semiparalizado aquí no es tan terrible. Pero funcionar como inválido en un mundo pensado para personas con todas sus capacidades intactas es otra cosa. Me dan miedo las miradas de los demás y lo que pensarán cuando me vean. Temo mis fantasías sobre las vidas sanas y excitantes que llevan los demás en sus cuerpos perfectos. Ya nunca volveré a ser como ellos; voy a tener que aprender a funcionar con el cuerpo que me ha quedado. Pero me niego a aceptarlo, por dentro sigo debatiéndome con esta idea, no quiero dejar para siempre mi vida pasada.

02/12/2023

Mi mundo se ha hundido y expandido al mismo tiempo. Cada día soy capaz de cosas nuevas, cosas que ni siquiera imaginaba que podría conseguir. Vivo en una pequeña habitación apartada del pasillo principal de esta planta del hospital, que aloja a veintiocho pacientes. Si me acerco en la silla de ruedas eléctrica a la puerta de mi habitación, tengo justo enfrente el puesto de los enfermeros, donde normalmente hay tres o cuatro de ellos haciendo su trabajo. Los pacientes deambulan por el pasillo, por el que también pasan visitantes, médicos, enfermeros, celadores, trabajadores sociales y demás. En medio de este ajetreado ecosistema, oigo todo tipo de conversaciones. Veo pasar el mundo, como se suele decir, y la verdad es que tiene su interés. A veces hay dos o tres horas en que no viene nadie a verme ni tengo programada una sesión de fisio y, por motivos logísticos, no puedo ver una película o leer un libro, de modo que lo que hago es mirar y escuchar.

Cuando es hora de acudir a una sesión en el gimnasio, que está a unos cinco minutos de aquí atravesando el hospital, voy saludando a muchos de los enfermeros y médicos, a los que a estas alturas ya conozco por sus nombres.

228

Ayer me crucé con Jon. Venía hacia mí en su silla de ruedas, con un aire más deprimido y avergonzado de lo que ya es habitual en él. «Me he cagado encima», me dijo.

«¿Qué ha pasado?», le pregunté. «Pensaba que los enfermeros te vaciaban los intestinos por la mañana», le dije.

«Sí», respondió, «yo también.»

Para animarlo, le conté que hacía un rato me había meado encima porque se me había enredado el tubo de la sonda. Habían tenido que cambiarme los pantalones. Jon está paralizado del pecho para abajo, así que puede cagarse encima en cualquier momento, porque no tiene ningún control sobre la parte inferior de su cuerpo. Le preocupa sufrir un accidente en plena clase cuando vuelva a su trabajo de profesor. Y a esa se le suman otras muchas preocupaciones, como dónde vivirá cuando salga del hospital. Otros pacientes aquí ingresados, algunos de los cuales son todavía veinteañeros, están en la misma situación. El día de marcharse, a no ser que encuentren un apartamento adecuado para ellos, acabarán en una residencia, al menos por un tiempo, hasta que den con algo mejor. Eso puede llevar meses. El problema de las residencias es que apenas disponen o no disponen en absoluto de servicio de fisioterapia, y mucho menos de gimnasio. Yo soy el suertudo que tiene una casa a la que regresar, y cuento con una pareja y una familia dispuestos a cuidar de mí.

Mientras avanzo por el pasillo, un hombre en silla de ruedas me para y me pregunta si soy Hanif. Deduzco que tendrá unos treinta y tantos años, viste un chándal chillón, desprende un vigor juvenil y mueve enérgicamente los brazos mientras hace derrapes. Estuvo aquí como paciente hace años. Su accidente fue dramático: se produjo un ataque terrorista mientras se encontraba alojado en un hotel en el extranjero. Al oír disparos fuera, abrió la puerta de su habitación y se encontró con que el edificio estaba en llamas. Intentó escapar anudando las sábanas para salir por la ventana. Cayó al vacío y se rompió la espalda. Tiene lo que aquí llaman «una rotura total». Me cuenta todo esto, como supongo que hace con otros pacientes, para conectar con nosotros, para que veamos lo lejos que ha llegado desde sus horripilantes primeros días en 2009. Me dice que ojalá lo hubiera puesto todo por escrito, como estoy haciendo yo, cuando pasó por aquello, para así capturar en crudo los sentimientos del momento; para atrapar, con precisión y sin reflexión posterior, el horror vivido. Si no, uno va olvidando los detalles; es imposible recordarlo todo.

Mientras avanzo por el pasillo y dejo atrás las áreas médicas de la izquierda, me llega un olorcillo a porro y constato que los chavales, los pacientes más jóvenes, están fumando otra vez. Aparecen a toda prisa los enfermeros y les meten la bronca a esos pobres chicos afligidos y encantadores, que despiertan la simpatía del personal por su descaro y su energía. A continuación, enfilo el largo pasillo que conduce hasta el gimnasio. Miro afuera y veo árboles y hierba, y pienso en lo lejos que estoy de mi familia. Cuando entro en el gimnasio, reconozco a todo el mundo: los fisios, los terapeutas ocupacionales, los estudiantes y los nuevos pacientes.

Es la hora del almuerzo y no tengo nada en la nevera, lo que significa que voy a tener que conformarme con la comida del hospital, macarrones con queso, el único plato del menú que soy capaz de ingerir sin que me entren ganas de vomitar. El enfermero desliza mi brazo izquierdo en el cabestrillo metálico que llaman «quitapeso» y que me permite mantenerlo en suspensión. Colocan en el cabestrillo un tenedor especial con el que puedo pinchar un macarrón y llevármelo a la boca. Se trata, como podéis imaginaros, de un proceso lento y poco preciso. Consigo meterme en la boca algunos macarrones, pero otros muchos se me caen delante de las narices y algunos acaban en el suelo. Sea cual sea el procedimiento que utilice para comer, es una pesadilla sin falta: si me da la comida una persona, siempre hay un problema de ritmo, demasiado lento o demasiado rápido, y soy plenamente consciente de mi completa dependencia. Pero el enfermero quiere que sea, según sus palabras, «independiente», para que cuando salga de aquí, sea capaz de comer sin ayuda. Parece inútil: el hecho de llevarme la comida a la boca es solo una pequeña parte de todo el proceso. No puedo ir caminando a comprar ni sacar las cosas de la nevera, ni utilizar los cacharros de cocina, ni lavar los platos.

Tres fisios me llevan a hidroterapia en la piscina que hay en la otra punta del hospital. Uno de ellos pone Mozart en el móvil mientras los otros dos se enfundan en el bañador. Luego me colocan en una silla y me meten en el agua caliente. Floto boca arriba y los dos fisios me desplazan por la piscina. Es una experiencia deliciosa; me relajo, muevo las piernas y los brazos. Quisiera estirarme y ponerme a nadar. Al cabo de un rato me siento en el escalón de uno de los bordes de la piscina, me pongo en pie y doy unos pasos. Bajo el agua, el movimiento resulta fácil y descubro que soy capaz de caminar, puedo mover las piernas hacia adelante y recorrer la longitud de la pequeña piscina sin agotarme. Estoy entusiasmado y lleno de optimismo; quiero pasarme el día entero haciendo esto.

09/12/2023

Ojalá nada en mi mundo hubiera cambiado. Pero ha habido también alteraciones interesantes. Una de ellas, la relación con las mujeres de mi vida, que han cuidado de mí de un modo más íntimo y amplio.

Después del accidente, tanto en Roma como en los dos hospitales londinenses, detestaba estar solo y he tenido un montón de visitas: familiares, amigos, conocidos y personas con las que había trabajado. Algunas relaciones tomaron caminos que jamás habría imaginado a medida que yo expresaba mi necesidad de ternura y amistad. Samreen sigue viniendo al menos una vez por semana, pese a que tiene su propia familia, me trae comida y me masajea las manos; pasamos horas juntos, hablando de política, sueños, escuelas, Shakespeare y cualquier otra cosa que se nos pase por la cabeza. Somos amigos desde hace años, y en su día fui su profesor de escritura, pero hasta ahora solo nos veíamos de tanto en tanto, para ponernos al día de nuestras vidas. Ahora que necesito mucho más de ella, igual que de otras personas, lo he recibido con creces.

Otra mujer con la que hasta ahora no tenía tanta cercanía, pero que ha sufrido mucho en la vida, ahora me trae comida, se sienta a charlar conmigo dos o tres horas y me lee los periódicos. Después me lava los dientes, me prepara la ropa para el día siguiente, me saca los almohadones y me coloca en la cama para dormir. Casi todo el mundo que me visita me formula la misma pregunta: «¿Hay algo que pueda hacer por ti?». Bueno, pues sí, un montón de cosas, si de verdad quieres ayudar.

La gente ha hecho por mí cosas para las que jamás habría imaginado necesitar ayuda: cambiarme el pijama, rascarme la cabeza, brindarse a mantener largas conversaciones o simplemente quedarse sentada a mi lado mientras me duermo. Otros amigos, a los que solía ver una vez cada dos meses, han venido a visitarme en algunos casos a diario. Según Isabella, en los anteriores hospitales la cosa se llegó a desmadrar un poco, con gente entrando y saliendo a todas horas. Hubo algunos encuentros un poco singulares y otros muy interesantes en mi minúscula habitación de la planta psiquiátrica. Dos directores de cine estuvieron hablando de su preferencia por el digital frente al celuloide, porque facilita los retoques; te permite cambiar la iluminación de una escena en la sala de montaje. Un psicoanalista, un terapeuta sexual y un cantante pop discutieron sobre por qué los niños no quieren ir al colegio. Un novelista y uno de mis hijos hablaron de redes sociales y capacidad de atención. Un exbanquero me trajo dos botellas de Bollinger, un montón de sórdidos chismes políticos y unas gafas de realidad virtual para animarme.

A Isabella le preocupaba, como ya he apuntado antes, que la habitación estuviera demasiado concurrida y que toda esa gente viniera a verme como si fuera una especie de atracción de feria. Pero yo sufría insomnio, me sentía solo y deprimido y todos esos encuentros, y las inesperadas combinaciones de personas, eran para mí un recordatorio de que seguía existiendo un mundo por el que merecía la pena interesarse. Mis visitantes representan la conexión con un territorio con el que temo perder contacto.

Es interesante lo que mi lesión ha despertado, lo que ha representado, en los demás. Me pregunto quién soy para ellos, qué significo, pero puede que nunca llegue a saberlo, o que tampoco ellos lo tengan claro. Una situación como la mía, en la que la vulnerabilidad es tan evidente, sin duda despierta algún tipo de sentimientos en los demás, y he podido comprobar que se han volcado conmigo. Sin embargo, esto a veces me inquieta, porque me pregunto si yo sería capaz de hacer lo mismo por otras personas. No estoy seguro, lo dudo, pero no lo sé. Obviamente, ahora mi percepción de la enfermedad ha cambiado. Ya no la veo como una intrusión, sino como parte inevitable y esencial de la vida, sobre todo porque ahora vivimos más años.

Mi relación con mi pareja, Isabella, y con Tracey, también ha cambiado. Hacen mucho más por mí de lo que yo hago por ellas, y me pregunto qué podré aportar yo en el futuro para equilibrar un poco las cosas, en caso de que sea necesario. ¿Las relaciones tienen que ser equitativas? Mis amigas se han volcado conmigo más que los amigos varones; ellas son más cercanas, estimulantes y cariñosas, y tienen menos miedo a la enfermedad y los hospitales que sus equivalentes masculinos. En cuanto entran en la habitación, se ponen a ordenar.

Mi vínculo con mis tres hijos también ha evolucionado de un modo inesperado. Sachin pasó algún tiempo enfadado conmigo; se sentaba en la habitación del hospital emanando indignación por mi estado de salud; no veía el momento de largarse y volver a casa para seguir con su vida, yo representaba un obstáculo. A veces, reaparecía al cabo de una hora, sintiéndose culpable y enfadado consigo mismo. Sin embargo, si alguna vez llegué a preguntarme por qué la gente quería tener hijos, os aseguro que a la larga acaba siendo muy satisfactorio, y os querrán como vosotros los quisisteis cuando eran seres indefensos y dependientes. Digo todo esto porque el otro día alguien me preguntó si creía que había salido algo bueno de toda esta catástrofe. La pregunta me incomodó, porque no quería atribuir a este horror ningún progreso positivo. Pero he tenido que aprender a pedir cosas a quienes me rodean; no puedo preocuparme por saber si los molesto, y de ser así, me lo tienen que decir, de modo que he abierto un nuevo canal de comunicación; no puedo ocultar lo que pienso o necesito, he tenido que aprender a pedirlo. Supongo que me gusta pensar que era una persona relativamente inhibida, que no quería ser un incordio, pero todo esto no es más que un subterfugio o directamente falso: a veces ser directo es el único modo de salir adelante.

Desde luego que al principio me preocupaba si este accidente me convertiría en una persona más débil y con menos ímpetu como padre, pareja o amigo. Pero, de hecho, soy más fuerte ahora como inválido. La invalidez puede destrozar a una familia, absorber todo el oxígeno. Ser inválido significa a veces ejercer un dominio absoluto sobre los demás, porque debido a tu situación no te pueden negar nada, y tal vez terminen pensando que sus necesidades no son comparables con las tuyas.

16/12/2003

235

Me deslizo por el hospital en mi silla de ruedas eléctrica más animado que de costumbre, pues se supone que saldré de aquí en un par de días. Me cruzo con Jon, que, como yo, estudió Filosofía en la universidad, y le pregunto si tiene un momento para discutir un acuciante dilema moral.

Hace poco uno de mis hijos estuvo en una pequeña fiesta y llevó como generoso regalo dos barras de chocolate con setas mágicas, que dejó en una bolsa en la entrada de la casa. Cómo no, el perro de la familia no tardó en husmear en la bolsa, accedió a las setas y se comió la mayor parte. Al poco rato, el perro, un chihuahua, se puso como loco, entre histéricos lloriqueos. Tuvieron que llevarlo a toda prisa al veterinario para que le hiciera un lavado de estómago, lo cual no solo les arruinó la velada sino que le costó al anfitrión quinientas libras. Al final el perro se recuperó. A la mañana siguiente, el anfitrión le pidió a mi hijo que pagara la cuenta del veterinario. Pero ¿de quién es la responsabilidad? Eso fue lo que el filósofo y yo debatimos. Los dos llegamos a la conclusión de que obviamente la responsabilidad era de los anfitriones, que debían haber controlado a su excitable chihuahua, ya que el chocolate estaba perfectamente envuelto.

Aun así, se produjo una disputa entre mi hijo y el anfitrión sobre quién debía pagar la cuenta, pero Jon lo tenía clarísimo: la responsabilidad era del dueño del animal, a menos que la cosa llegara ante un tribunal, porque entonces las setas mágicas en cuanto que droga ilegal entrarían en el debate.

Continuamos con nuestro espinoso dilema mientras a Jon le cambiaban la bolsa de la orina. Antes de despedirnos, le pregunté cómo le iba con sus planes de suicidio, otro dilema moral que habíamos estado discutiendo. Dado que es complicado suicidarte cuando estás atrapado en un hospital, había decidido que el método más efectivo y menos doloroso era morir de hipotermia en el jardín. Pero ahora las temperaturas eran bastante moderadas; le advertí que tendría que pasarse horas sentado ahí fuera. Él me aseguró que le llevaría doce minutos morir si se ponía solo una camiseta. Lo habría buscado en Google. Sin embargo, era muy posible que alguien lo descubriera y lo acabaran internando. No le quedaba otro remedio que seguir viviendo, por desgracia, incluso durante las Navidades, que estaban al caer.

Poco después, vi que avanzaba hacia mí una joven enfermera que me había estado cuidando. Parecía inusualmente alegre. ¿Qué provocaría esa súbita euforia? Me contó que había conseguido un nuevo trabajo mejor remunerado. Ya estaba harta de jornadas larguísimas y de sueldos bajos. Había mandado un currículum para ser celadora en una cárcel de mujeres y la habían aceptado. La felicité, pero le advertí que allí se enfrentaría a situaciones mucho más duras que aquí, donde todo funciona bastante bien y hay una razonable tranquilidad.

A finales de los años ochenta trabajé durante un corto periodo como profesor de escritura creativa en una cárcel de mujeres, Holloway Prison, en el norte de Londres. Nunca olvidaré el hedor de aquel lugar, los gritos y lamentos, y el ruido metálico de las llaves cuando los guardias cerraban las puertas a tus espaldas. La clase más complicada que he dado. Eran cinco o seis mujeres, la mayoría de las cuales, por lo que yo sabía, asesinas. Traté de animarlas a contar sus respectivas historias, sin tener ni idea de lo cultas o disléxicas que pudieran ser. Algunas de ellas llevaban entre rejas desde su primera juventud, y de una, sabía que había matado a su chulo a puñaladas. Sentada al fondo de la clase, mientras yo intentaba enseñarles la creatividad y los valores terapéuticos de la escritura, se levantaba la blusa y me enseñaba las tetas. Mis intentos de enseñarles algo a aquellas pobres mujeres llegaron a su fin cuando una de las guardianas encerró a la profesora con la que compartía el trabajo, una joven dramaturga negra, acusándola de intentar escaparse con ropa de calle. Llevó algún tiempo convencer a las autoridades de que la mujer era una educadora y no una criminal.

Hoy en el gimnasio se me ha acercado un africano de mediana edad, el desconocido que va a venir a vivir a mi casa como cuidador. Yo soy muy parlanchín y él es preocupantemente callado, incluso retraído. Enseguida me he agotado de intentar sonsacarle alguna información; solo se ha quejado de que él prefiere su propia comida, sobre todo le gusta comer un ñame en el almuerzo. Le he dicho que difícilmente habrá ñame en el menú del hospital, pero que le resultará mucho más fácil encontrar comida que le guste cuando estemos instalados en el oeste de Londres.

Me provoca una creciente inquietud la perspectiva de volver a casa y vivir con un desconocido y con Isabella.

Pero esta es mi situación al cabo de un año. Y eso no es todo, porque resulta que parte del equipo, por ejemplo el elevador con el que el cuidador me tiene que meter y sacar de la cama, no llegará por lo visto hasta enero.

Varios de los pacientes, entre ellos mi amigo el filósofo suicida, van a tener que pasar las Navidades aquí, sin fisio ni otras terapias. Me imagino que será desolador. El médico dice que si quiero puedo quedarme, pero va a ser que no.

18/12/2023

Me marcho hoy, pero mi cuidador no ha aparecido y me inquieta volver a casa sin apoyo. Isabella hará lo que esté en su mano, pero no es, ni quiere ser, una cuidadora profesional.

De pronto, estoy en la puerta del hospital preparado para que me suban con la silla de ruedas a la parte trasera de una furgoneta. He pasado un año en cinco hospitales y por fin vuelvo a casa. Acaba de aparecer una mujer como sustituta del cuidador y parece encantadora y competente. Cuarenta minutos después, por fin estoy en mi casa. Ahora hay una cama en la sala de estar y, en la planta baja, un nuevo lavabo con vistosas baldosas amarillas. Estoy nervioso, exultante y desconcertado, como me sucede siempre que me adentro en una nueva situación, pero sobre todo estoy aliviado.

20/12/2023

«¿Es usted religioso? ¿Muy religioso? ¿Sabe qué hora es? ¿Es de día o de noche? ¿Dónde estamos? Necesitamos conocer su nivel de atención.»

Hay cinco desconocidos sentados alrededor de la mesa del comedor. Estos «proveedores» han venido para decidir si confirman la ayuda que recibo y en qué grado me la conceden. De momento, cuento con una cuidadora que vive en casa y otro que viene dos veces al día para ayudar a levantarme y acostarme. Como bien sabemos, este Gobierno está decidido a bajar impuestos antes de las próximas elecciones, lo cual se conseguirá reduciendo el gasto en ayudas sociales para las personas vulnerables. Yo puedo convertirme en uno de esos recortes. Para que no suceda, Isabella y yo tenemos que demostrar lo necesitado y desvalido que estoy. Debo escenificar muy bien mi desconsuelo, o me veré abocado a vender la casa para contar con alguien que me limpie el culo.

Mi casa está en un barrio muy bullicioso, pero, milagrosamente, es muy silenciosa. Cuando estoy echado en la cama en la planta baja, no oigo ni un ruido. No tengo más remedio que seguir en manos del sistema médico.

Duermo hasta las siete de la mañana, cuando mi cuidadora, una afable mujer africana instalada en el último piso de la casa, me despierta, y mi día empieza con un supositorio. Al poco rato, alguien aporrea la puerta y aparece el otro cuidador que manda el ayuntamiento para ayudar a lavarme y vestirme. Es un trabajo profesional y cada día aparece un joven diferente para echar una mano. Me sacan de la cama y vuelven a meterme en ella siguiendo los protocolos burocráticos del NHS. No puedo elegir cuándo me levanto ni cuándo me acuesto.

En cuanto a lo de recibir cuidados, se sigue un complicado y misterioso ceremonial. Hay aspectos en los que el trabajo de la cuidadora está muy claro: manejar mis intestinos, vejiga y sonda, lavarme, administrarme las medicinas, levantarme y acostarme, prepararme el desayuno y el café. Pero hay áreas más difusas. ¿Es parte de su trabajo prepararme un bloody mary? ¿Mandar mensajes a mis amigos o prepararles un té cuando vienen de visita? Ella es una cuidadora, no una criada. Sin embargo, ¿qué otra opción tengo yo si no es pedirle ayuda para todo y descubrir si está o no por la labor?

Mis cuidadores son todos inmigrantes. Después de vivir y trabajar en un mundo de personas blancas la mayor parte de mis cuarenta años de vida adulta, vuelvo allí donde empecé con mi padre, mi familia y mis amigos, entre gente recién llegada que no está habituada a las costumbres de este país, y que se esfuerza por ganarse la vida para ellos y para sus hijos.

Cada mañana trabajo con Carlo puliendo los textos para convertirlos en este libro. Es un placer hacer esta labor de edición acompañado; entre los dos recortamos, damos forma y ampliamos el material. Empezamos a las diez y acabamos a la una, y conseguimos editar y reescribir unas cinco páginas por sesión. Me recuerda a las colaboraciones en obras de teatro y películas con directores y dramaturgos, durante las cuales se intercambian muchos chismes sobre política y deportes. Siempre es un placer escribir a solas, pero es una maravilla tener compañía y poder charlar.

La abuela de Isabella, la guionista Suso Cecchi d'Amico, dijo en una entrevista que el mejor modo de escribir comedias es colaborando, porque así uno puede comprobar si el humor funciona sobre la marcha. La voz crítica interna, la que te dice que no eres bueno, enmudece cuando vas recibiendo ánimos por el camino. Los escritores podrían tomar algunas lecciones de los músicos y la gente del cine; ambas prácticas se nutren de las alianzas creativas, de los Beatles a Miles Davis, de Hitchcock a Robert Altman. Tal vez lo más importante para un artista sea ir al colegio con la gente adecuada, o tener la capacidad de reconocer el talento compatible. Así es como puede alcanzar metas que no podría lograr solo. ¿Habríamos oído hablar de Lennon y McCartney si sus destinos no se hubieran cruzado? Se trata de una dependencia enriquecedora y en ocasiones terrible.

22/12/2023

Sachin ha estado fuera un par de semanas y a la vuelta parece haber crecido. En nuestra familia nunca hemos sido altos; Tracey y yo somos más o menos de la misma estatura: metro setenta. Sachin lleva calzado de suela gruesa, pero da la impresión de haberse estirado. Como tiene un hermano gemelo, puedo comparar sus alturas, y en efecto lo noto más corpulento y más alto.

Hoy es un día soleado de finales de diciembre y salimos de casa y recorremos Shepherd's Bush Road, yo en mi silla de ruedas motorizada. Cuando pasamos por delante de Le Petit Citron, un restaurante francés que antes fue el famoso Café Rouge, donde andaba yo cada noche de farra con mis amigos, a ambos nos asalta el mismo recuerdo. Hace más o menos un año, Tracey y Carlo estaban viendo un documental sobre Nirvana y su primera gira londinense. El grupo tuvo la buena fortuna de alojarse en un cutre bed & breakfast de Shepherd's Bush Road y los filmaron de juerga en la puerta del Rouge. El productor del documental volvió al lugar para mostrar Shepherd's Bush Road tal como es ahora. Por pura casualidad, grabaron a Sachin, que cruzó el plano a buen paso, y a mí agazapado en la puerta de Le Petit Citron para darle un susto. Como soy omnipresente en esta zona, Tracey y Carlo tenían cierta esperanza de verme aparecer en el documental y cuando en efecto me vieron rompieron a reír.

Es difícil no acordarse mientras recorremos la calle, pero a los pocos metros reparo con preocupación en las irregularidades del pavimento. Si estás empezando a utilizar silla de ruedas, estarás muy atento, por primera vez en tu vida, a la naturaleza exacta de cada calle por la que transites. Estás mucho más cerca del suelo de lo que nunca has estado; cada bache te atraviesa el cuerpo con una sacudida.

La cosa mejora cuando llegamos a la zona ajardinada de Shepherd's Bush, donde el pavimento es más uniforme. No tardamos en plantarnos frente a mi barbería, y en ese momento un tipo de aspecto rudo en silla de ruedas se me acerca y admira la mía señalando sus características con envidia, y me pregunta dónde la he conseguido. Le explico que es la joya de la corona del NHS.

Hacía más de un año que no me cortaba el pelo mi barbero, el macedonio Lula, que considero que tiene unas manos dignas de Miguel Ángel. Mi familia lo conoce desde hace quince años, cuando se instaló en una caseta llena de agujeros junto a la gasolinera de Goldhawk Road. De hecho, Lula le hizo a Kier su primer corte de pelo de adulto, y mis hijos y yo solíamos afeitarnos allí. Ahora es dueño de dos peluquerías y de un restaurante cerca de aquí, y sigue con su cara de permanente preocupación.

Sachin me ayuda a entrar en la barbería, donde le hacen sitio a mi silla. Kier, mi hijo pequeño, se nos une. Es un alivio volver a las rutinas de siempre, en un día normal en mi barrio. A menudo coincidíamos los cuatro en la barbería: chismorreábamos, escuchábamos música, nos peleábamos por ver quién iba primero e intentábamos evitar a alguno de los jóvenes aprendices de Lula, que indefectiblemente te haría el «corte a lo violador serbio».

Durante el covid, cuando no se podía confraternizar, los chicos y yo teníamos que cortarnos el pelo a escondidas. Nos reuníamos en la parte trasera del edificio de Lula, entrábamos por una puerta anónima y recorríamos varios pasillos húmedos hasta una habitación sin ventanas en la que nunca habíamos estado. Nos sentábamos frente a un minúsculo espejo del tamaño de una pantalla de iPhone, iluminado por una única bombilla, y Lula se ponía a trabajar con sus tijeras. Parecíamos un movimiento de resistencia clandestino, o traficantes de droga.

Ahora, mirando por la ventana la zona ajardinada, veo a alguien conocido. Es el padre de uno de los amigos de Kier. Un día, cuando Kier estaba en primaria, al volver a casa después de jugar con el hijo de este hombre, anunció que se había hecho musulmán. Me lo topé de rodillas, rezando ante el televisor, y nos pidió, a nosotros, sus padres, que respetáramos su conversión. La práctica de la nueva religión siguió durante unos días. Yo estaba indignado y dispuesto a acercarme a la casa del tipo para pegarle una bronca. Por suerte, Kier no tardó en olvidarse de sus nuevas prácticas religiosas y volvió a ver la tele y comer caramelos en sus ratos libres, como siempre. Le pregunto ahora por qué hizo aquello y me responde que quería ser como los otros chicos de su clase. No quería quedar al margen. Le digo que no hay nada malo en quedar al margen; de hecho, puede ser todo un lujo, un placer y una forma de autodeterminación en la que solazarse.

Sachin, Kier y yo atravesamos la zona ajardinada bajo el sol y regresamos a Shepherd's Bush Road. Ha sido un día delicioso.

23/12/2023

Son las seis de la mañana y casi es Navidad cuando varios desconocidos entran en mi casa. Yo estoy boca abajo, en pleno proceso de cagar. Una brasileña, una española, dos africanos y un italiano han venido a observar o a echar una mano en lo que se denomina con elegancia «mis cuidados». Mientras contemplan mi culo, no siento ninguna vergüenza, tan solo un ligero incordio; esto se ha convertido en mi destino y mi vida. Sin toda esta gente, no podría salir adelante. Al cabo de un rato, varios de ellos se marchan y otros se quedan para hablar de mis cuidados y del equipamiento necesario para salir de la cama y entrar en el mundo cada día.

Últimamente me paso el día en la cocina y la sala de estar. Es un espacio muy reducido en comparación con el hospital, donde podía recorrer los pasillos, entrar en la sala común, pasear por el jardín y pasar por los diversos departamentos. En mi casa estoy más limitado. Al menos, como me dicen los amigos, estoy en mi casa. Pero me siento incómodo, incluso un poco humillado, cuando veo a gente a la que apenas conozco y me doy cuenta de cómo me miran, con compasión o con lástima. Me pregunto qué ideas les pasarán por la cabeza.

Cada tarde, a falta de otras diversiones, Isabella y yo vamos al Tesco. Es un momento que espero con ilusión, pero el camino hasta allí es un infierno. A veces, en la acera me topo con obstáculos, colchones o muebles tirados, que son imposibles de sortear. No muy lejos de la entrada del Tesco diviso a un barbudo viejo enemigo mío de los años setenta, un tipo que siempre me provocaba y al que yo miraba con desprecio. Lo veo esperando en la acera y me mira al pasar. Trato de ignorarlo, pero se acerca, se planta delante de mí y dice: «Hola, hola, hola», de modo que no me queda otro remedio que saludarlo. Se le ve bien, en forma, mientras que yo estoy claramente derrotado. Jamás quise parecer débil delante de este tipo.

En el Tesco me lo paso en grande deslizándome por los pasillos, y estoy empezando a acostumbrarme a lo que llamo «visión del mundo a vista de perro», ya que estoy siempre a una altura inferior a la de todos mis semejantes. Me sorprende que haya personas que no se aparten cuando me ven venir. De hecho, esperan que los rodees, como si fueras un incordio. Compramos las salsas vegetarianas de Linda McCartney y lo que Isabella llama «judías al desnudo» para que yo pueda disfrutar de mi comida favorita. A Isabella le gusta hacer esta rima.[1] Según ella, y no le falta razón, tiene más sentido.

En casa Isabella prepara los alimentos, cocina, limpia y tira la basura. Tiene que encargarse de las tareas del hogar mientras yo me limito a mirar y animarla. El plan de trabajo está muy descompensado, y yo me siento fatal por todas las responsabilidades que ahora recaen sobre ella. Mi contribución es nula. Pero no quiero sentirme una carga. Por desgracia, de momento, no hay forma de evitarlo. Ella

---

1. En inglés, «baked beans», que rima con «naked». (N. del T.)

apenas puede dedicarse a su trabajo promocionando libros y festivales en Italia. Y nadie aquí me dirá que soy una carga, pero, desde luego, me siento como mínimo un impedimento. Kier dice que al fin y al cabo nunca aporté mucho en las tareas del hogar, pero siempre puse mi granito de arena para mantener la casa ordenada y limpia. Isabella y yo hablamos de este tema y nunca pierde los papeles, pero sé que para ella es desesperante tener que descuidar su trabajo para hacerse cargo de mis necesidades.

Me viene a la memoria mi infancia, cuando mis dos progenitores estaban deprimidos o desesperados, y yo iba de uno al otro, intentando darles conversación para animarlos. Disponía de algunos trucos de probada eficacia, pero casi nada daba resultado con mi madre. Ella no me hacía ni caso. Con mi padre, entraba en su habitación, donde solía estar ordenando las camisas o limpiando los zapatos, y le hablaba de escritura o de deportes, temas que sabía que le levantaban el ánimo.

Hasta cierto punto, me he pasado la vida haciendo eso, pero ahora más que nunca, porque he de mantener a mi lado a quienes me rodean; no puedo enemistarme con ellos, los necesito demasiado.

La Navidad hace días que me inquieta, porque Isabella y yo hemos decidido pasarla en casa de Tracey con ella y la familia. El problema es que está por ver si podré acceder, porque hay dos entradas, una por el sótano y otra con escalones. Al final, después de darle muchas vueltas, decidimos que me empujarán en una silla de ruedas manual hasta el pie de la escalera y Sachin y Carlo, que están fuertes, me subirán a pulso por los escalones hasta la casa.

Para nuestra sorpresa funciona y nos quitamos rápidamente un peso de encima. Una vez dentro, me colocan en una butaca, y es la primera vez en un año que me siento en lo que no es ni una silla de ruedas ni una cama. Tracey ha trasladado las mesas del comedor a la sala de estar, donde comeremos. Estamos todos juntos: Carlo, Sachin, su novia y el padre de la novia, mi cuidadora, Isabella y Cairo, que se sienta debajo de la mesa mordisqueando papel de regalo. Estoy más callado de lo habitual, no tengo mucho que contar, pero siento alegría y alivio por estar aquí después de todo lo que ha sucedido. Abrimos los regalos e Isabella me reprocha que no le haya comprado nada. Sé que debería haber mandado a uno de los chicos a Westfield. Es un despiste terrible y me siento culpable. Me dice que a principios de mes dejó caer que había algo que le gustaba, pero yo o no lo oí o hice caso omiso.

A lo largo del día, mientras continuamos con la celebración, caigo en la cuenta de que hace más o menos un año del accidente. Como haría cualquiera, revivo los últimos momentos de mi vida normal: el viaje a Roma, la cena con la familia de Isabella, los dos trabajando juntos en la mesa de su apartamento, y al día siguiente el paseo hasta la Villa Borghese antes de que me baje la tensión, me caiga de cabeza y mi vida cambie para siempre. Qué ingenuos parecemos cuando no conocemos nuestro destino. Un hombre caminando tranquilamente hacia el desastre.

Estamos en permanente evolución, nunca somos los mismos que ayer. Cambiamos sin cesar y no hay vuelta atrás. Mi mundo ha dado un vuelco inesperado; se ha visto arrasado, reconstruido y transformado, y no puedo hacer nada al respecto. Pero no pienso hundirme; sacaré algo valioso de todo esto.

26/12/20

AGRADECIMIENTOS

Durante mi año hospitalizado, mucha gente me apoyó: amigos y familia, médicos, enfermeros y demás personal. Me gustaría agradecerles a todos lo que hicieron; sin su dedicación, este libro jamás habría llegado a ser realidad.

Con incansable devoción y paciencia, para mi sorpresa, ahí ha estado mi familia: Isabella d'Amico, Carlo Kureishi, Sachin Kureishi, Kier Kureishi y Tracey Scoffield.

Amigos:
Rachel Alexander
Michael Aminian
Charlotte Andrews
Lisa Appignanesi
Paolo Berro, Edoardo Arnello, Simone Scarzella y el Equipo AccesiWay.
Giovanna Borsellino
Nicola Bottioni
Rosie Boycott
Virginia Brand y Charles Brand
Sonia Canfora

Mary Cannam
Julia Carruthers
Nanà Cecchi
Benedetta Craveri
Alessandro D'Alatri (el Maestro)
Margherita d'Amico
Masolino d'Amico
Daniel Day-Lewis
Ashley Edwards
Richard Eyre
Jane Finlay
Nikolai Foster
Stephen Frears y Carolyn Hart
Steven Gale
David Gilmour y Polly Samson
David Goatley
David Gothard
Vivienne Guinness
Nigella Lawson
Darian Leader
Kevin Loader
Robert McCrum
Caroline Michel
Stephanie Morgan
Keith Munro
Serena Nono
Silvia Nono
Susie Orbach
Carlo Picozza
Rachel Purnell
Ruvani Ranasinha
Giacomo Regazzoni
Clare Reihill

Emma Rice
Ruth Rogers
Salman Rushdie y Rachel Eliza Griffiths
Kathy Sale
Samreen Shah
Richard Sharp
Paul Smith
Zadie Smith
Aurélia Thiérrée
Jeremy Thomas y Ludovica Barassi
Susie Thomas
Stewart Wallace
Tom Wilcox
Nigel Williams y Suzan Harrison
Nicholas Wright
Alan Yentob y Philippa Walker
Slavoj Žižek

Pasé un año en varios hospitales. Me gustaría dar las gracias a los equipos que cuidaron de mí:

Policlinico Universitario Agostino Gemelli de Roma
    Prof. Massimo Antonelli
    Dr. Nicola Cerbino
    Prof. Alessandro Olivi
    Dr. Filippo Maria Polli
Fondazione Santa Lucia IRCCS de Roma
    Dr. Luca Battistini
    Dra. Lina Di Lucente
    Fabio Marri
    Dr. Antonino Salvia
    Dr. Giorgio Scivoletto
    Giada Serratore

Unidad de Rehabilitación Neurológica de Charing Cross
Dra. Meena Nayar y colegas
Hospital Ortopédico Royal National de Stanmore
Nicki Ferguson
Dr. Jan Gawronski
Dale Guthrie
Joseph (Joe) Steel y todo su equipo

Así como a Andrew Kell y al equipo de Aspire, entidad benéfica que ayuda a personas con lesiones medulares.

Gracias al equipo Paragon y a mis actuales cuidadores:
Rosana Candia Barbosa
Blandine Vadjemia
Elisabeth (Lisa) Fabiam

Y muchísimas gracias a las personas que han trabajado en este libro: a Simon Prosser de Hamish Hamilton, a Sarah Chalfant de The Wylie Agency y, en especial, a Carlo Kureishi, mi mano derecha.

Una mención especial a mi querida amiga Caroline Michel por su duro trabajo, cariño y generosidad.

Y por último, pero no menos importante, estoy muy agradecido a la comunidad Substack por su apoyo, y también a la Royal Literary Fund, en especial a Edward Kemp, por su sistemático trabajo.

Estaré muy agradecido a todos aquellos que puedan hacer una aportación para sufragar mis cuidados:

hanifkureishi.org

ÍNDICE